国家卫生健康委员会"

全国高等职业教育配套教材

供放射治疗技术专业用

放射治疗计划学
学习指导与习题集

主　编 何　侠　尹　勇

副主编 尹　丽　巩贯忠

编　者（以姓氏笔画为序）

马长升（山东第一医科大学附属　　张丝雨（江苏省肿瘤医院）
　　　　肿瘤医院）　　　　　　　张桂芳（山东第一医科大学附属
王德军（江苏省肿瘤医院）　　　　　　　　肿瘤医院）
尹　丽（江苏省肿瘤医院）　　　　陈进琥（山东第一医科大学附属
尹　勇（山东第一医科大学附属　　　　　　肿瘤医院）
　　　　肿瘤医院）　　　　　　　林秀桐（山东第一医科大学附属
叶　峰（江苏省肿瘤医院）　　　　　　　　肿瘤医院）
巩贯忠（山东第一医科大学附属　　郑佳俊（江苏省肿瘤医院）
　　　　肿瘤医院）　　　　　　　高　瀚（江苏省肿瘤医院）
孙　涛（山东第一医科大学附属　　郭　昌（江苏省肿瘤医院）
　　　　肿瘤医院）　　　　　　　陶　城（山东第一医科大学附属
牟忠德（江苏省肿瘤医院）　　　　　　　　肿瘤医院）
吴一凡（江苏省肿瘤医院）　　　　彭凡禹（南京医科大学第四临床
何　侠（江苏省肿瘤医院）　　　　　　　　医学院）
汪　琪（江苏省肿瘤医院）　　　　蒋明华（江苏省肿瘤医院）
张　伟（烟台毓璜顶医院）

人民卫生出版社
·北　京·

图书在版编目（CIP）数据

放射治疗计划学学习指导与习题集/何侠，尹勇主编 . —北京：人民卫生出版社，2022.7

ISBN 978-7-117-33023-7

Ⅰ.①放…　Ⅱ.①何…②尹…　Ⅲ.①放射治疗学-高等职业教育-教学参考资料　Ⅳ.①R815

中国版本图书馆 CIP 数据核字（2022）第 051828 号

人卫智网　www.ipmph.com	医学教育、学术、考试、健康，购书智慧智能综合服务平台
人卫官网　www.pmph.com	人卫官方资讯发布平台

放射治疗计划学学习指导与习题集

Fangshe Zhiliao Jihuaxue Xuexi Zhidao yu Xitiji

主　　编：	何　侠　尹　勇
出版发行：	人民卫生出版社（中继线 010-59780011）
地　　址：	北京市朝阳区潘家园南里 19 号
邮　　编：	100021
E - mail：	pmph @ pmph.com
购书热线：	010-59787592　010-59787584　010-65264830
印　　刷：	中农印务有限公司
经　　销：	新华书店
开　　本：	787×1092　1/16　　印张：7.5　　插页：1
字　　数：	202 千字
版　　次：	2022 年 7 月第 1 版
印　　次：	2022 年 8 月第 1 次印刷
标准书号：	ISBN 978-7-117-33023-7
定　　价：	26.00 元

打击盗版举报电话：010-59787491　E-mail：WQ @ pmph.com
质量问题联系电话：010-59787234　E-mail：zhiliang @ pmph.com
数字融合服务电话：4001118166　E-mail：zengzhi @ pmph.com

前 言

　　本书为全国高等职业教育教材《放射治疗计划学》的配套教材,按照《放射治疗计划学》章节顺序编排,目的是为主教材的理论学习提供帮助。每章内容包括学习目标、重点和难点内容、练习题和练习题参考答案四部分。其中,学习目标给出整体框架和学习概况;重点和难点内容是本章内需特别关注的知识点;练习题部分和练习题参考答案部分为学生检测学习情况提供帮助。本书中的练习题符合培养目标和大纲要求和实用性人才的培养要求,体现放射治疗技术专业的教育特色,目的是使学生强化掌握放射治疗计划的设计原理、评估和临床实施技能等,为学生参加考试和从事临床工作奠定基础。

　　本书编写过程中,编者们付出了很多努力,在此表示衷心感谢。

　　受编者水平和经验限制,本配套教材难免会有不足之处,敬请读者批评指正。

何　侠　尹　勇

2022 年 1 月

目　录

第一章 放射治疗中的医学影像成像系统

一、学习目标

1. 掌握放射治疗中的医学影像成像系统的基本原理及成像特点。
2. 熟悉不同医学影像成像系统在放疗中的作用。
3. 了解不同医学影像成像系统的差异。

二、重点和难点内容

重点和难点：各种医学成像系统在放疗中的应用及其特点。

（一）图像引导放疗简介

图像引导放疗（imaging guided radiation therapy，IGRT）的定义应包括两个部分：①先进的成像系统对靶区勾画进行指导。②治疗室内成像系统对患者摆位和靶区位置进行验证和矫正。IGRT的定义应该是应用先进的、可提供功能、生物信息的成像方式，辅助提高靶区和正常器官的勾画精度；应用室内成像技术，监测和调整分次间和分次内靶区运动和摆位误差，并有望实现对跟随肿瘤治疗反应的同步适应和修改。

调强放疗（intensity modulated radiation therapy，IMRT）、容积旋转调强放疗和螺旋断层放疗技术等高精度剂量传输方式的精确度需求也促进了IGRT的广泛应用。

立体定向放疗的临床应用日益增多，也推动了IGRT的发展及应用。立体定向放疗（stereotactic body radiation therapy，SBRT）是指较小的肿瘤靶区接受高剂量少分次（5次甚至更少）高适形度的照射。

凡是能对肿瘤或正常器官成像的技术都可以协助实现IGRT。目前放疗中常见的三维断层影像采集的设备主要有电子计算机断层成像（CT）、磁共振成像（MRI）、正电子发射计算机断层成像（PET）、单光子发射计算机断层成像（SPECT）和超声等。

射线直接投影的二维成像技术在放疗中有非常重要作用，如平板透视技术、电子射野影像装置、在模拟定位和治疗中获得视频图像。

（二）CT成像系统

CT模拟定位技术已成为现代精确放疗的基石。利用CT图像进行放疗计划设计已经成为主流的模拟定位方式。

在IMRT中CT模拟定位占据着十分重要的地位。CT可以在三维方向上将肿瘤靶区和周围正常组织之间的界限显示清楚。除了CT，其他成像方式，如MRI、PET、SPECT可在患者CT扫描过程中，辅助提供更多的解剖或功能信息。

CT 模拟机的三个组成部分:①带有平板顶部的 CT 扫描仪。②集成的激光灯系统。③模拟和可视化的软件系统。

CT 扫描设备本身不同于诊断用扫描设备,传统的大多数诊断 CT 扫描设备孔径为 70~78cm,而大孔径(85cm)扫描设备是专门为放射治疗而开发的。大孔径扫描设备扫描视野达到 60cm,而普通扫描范围一般只有 48~50cm。模拟设备中另一个独特的组件是室内激光灯系统,激光是固定的也可在左右方向上移动。目前头颈部肿瘤 CT 模拟定位层厚一般选择 2~3mm、胸腹盆腔肿瘤层厚一般为 3~5mm。

在放疗机上,患者根据 CT 模拟软件的指示进行摆位。在线获得的二维影像与 CT 模拟数字重建放射影像对比。在某些时候,患者在治疗前会在普通模拟机上进行治疗摆位验证。而新型动态 4D-CT 的普及和应用已成为胸腹部肿瘤放疗的模拟定位的必备手段之一。可获取 4D 数据是现代 CT 模拟机的必备条件之一。要想获取 4D-CT 就必须使用呼吸门控系统,这种系统配备了实时呼吸位置管理系统。该 4D-CT 是在呼吸周期特定时相(通常是每 10%)采集图像,重建一个时间依赖的动态 4D-CT 序列(一般分为 4~10 个序列)。由实时呼吸位置管理(real-time position management,RPM)产生呼吸门控信号,在前瞻模式下医生指定呼吸波形的特定相位间隔来执行门控引导下的放射治疗。在回顾模式下,患者自由呼吸,在采集 CT 图像的同时获取患者呼吸信号,然后根据呼吸信息将容积 CT 图像进行分割重建,这种模式可在整个呼吸周期中实现靶区和正常结构的可视化。这些图像利用内靶区概念创建患者个体化的靶区外放边界。在治疗时,放置在身体中间部分的 RPM 反射盒可对患者的呼吸进行监控,并且在呼吸的特定时相可选择性地关闭射束。简而言之,4D-CT 通过结合呼吸追踪技术与 CT 容积扫描获得与时间相关联的多时相连续的动态 CT 图像或指定时相的静态 CT 图像,实现门控引导的放射治疗。

除了环形探测器,X 线 CT 亦可采用平板探测器,基于这种结构设计的 CT 机即为锥形束 CT(CBCT),通过在 1~1.5min 完成的 X 线球管和探测器环绕人体的多角度平板投影图像获得一组容积图像,进而重建计算分割为一套完整的 CT 图像。配置在直线加速器上的锥形束 CT 可在每次治疗前获得患者在相应解剖位置软组织的容积图像数据。当前 CBCT 扫描视野(field of view,FOV)只有 25cm,随着探测器升级其孔径已可达到 35cm。因 CBCT 图像体素是各向同性的,故其纵轴方向的空间分辨率与横轴方向的基本一致。目前应用最多的是千伏级的 CBCT,但是 CBCT 也可通过直线加速器提供的治疗用兆伏级的容积图像获得。这种图像投影通过射线束与电子射野影像装置(electronic portal imaging device,EPID)相结合获得,与千伏级的 CBCT 图像相比,具有以下特点:①无须对衰减系数进行从千伏级到兆伏级校正。②可减少高密度组织(金属髋关节或义齿等)造成的伪影。③图像数据无须进行电子密度转换,可直接用于放疗剂量计算。

(三)磁共振成像

MR 与 CT 的主要区别在于:MR 图像中的相对像素强度是质子密度和不同组织质子自旋弛像时间的函数差异,而 CT 图像依赖于组织的 X 射线衰减是原子数和电子密度的差异。MR 无电离辐射的优势促进其在肿瘤放疗中广泛应用。

放疗计划设计的标准流程是使用 CT 数据,因为 CT 提供了稳定几何图像,并将 HU 直接关联到 X 射线衰减反映的电子密度,这是进行剂量计算的基础。虽然 CT 图像容易区分 HU 差别很大的解剖结构,如空气、组织和骨骼,但很难区分有相似 X 射线衰减特性的软组织结构,如骨盆或腹部。与 MR 图像相比,CT 成像的参数更加有限。但 MR 图像无法反映组织的电子密度,治疗计划系统仍需使用 CT 图像提供的电子密度信息进行计划设计,目前 MR 模拟定位仍然无法独立应用于计划设计,必须借助于 CT 图像的电子密度来完成最关键的剂量计算部分。

（四）正电子发射计算机断层扫描成像

与 CT 和/或 MR 相比，使用 PET 可以显著增加肿瘤组织检测的准确性。理想情况下，PET 示踪剂应该在肿瘤组织的所有细胞中均匀摄取，并且 PET 摄取强度应该与肿瘤细胞的密度成正比。

由于 PET 图像只能显示人体内异常浓聚的正电子活性，因此不能单独用于治疗计划制订，目前 PET 大多与 CT 联合应用为 PET-CT，常用 FDG 摄取值增加显示恶性肿瘤浸润。恶性肿瘤细胞呈现无序、失控性成长，需要大量葡萄糖，因此肿瘤区域表现为高代谢显像。虽然大部分肿瘤靶区可在 CT 图像上显像，但 PET 具有根据肿瘤细胞活性差异划分为不同区域的优势。放疗医师可以根据 PET 图像提供的代谢信息，对高活性肿瘤区域进行高剂量照射，这样可提高某些肿瘤的局部控制率。

（五）可视化的剂量传输系统

在放疗的剂量传输中，治疗区域内可以产生正电子，这种效应常见于粒子治疗如质子和重粒子如 C-12。与放疗用的 C-12 相比，C-11 的核因发出正电子而衰变，其他正电子发出的情况亦可见于放疗过程中。

（六）超声成像

压电晶体可以产生 $1\sim10MHz$ 范围的高频声波，当这种声波遇到人体不同的组织界面时会引起超声反射，利用这些反射回来的超声波，能够重建具有组织特性、较高空间分辨率、可鉴别组织成分的解剖图像。

超声用于 IGRT 有几个优点：首先超声是一种非电离成像技术，即使每天使用也不增加任何额外的辐射剂量；其次，超声成像软组织对比度相对较高，可以实时显示解剖结构。图像数据显示以 2D、3D 形式均可，可在任意成像平面中选择定格图像，也可获得三维立体影像。其局限性在于，位于骨结构或空腔后的肿瘤结构不易被探测到，影响图像引导放射治疗。

（七）视频监测系统

放疗过程中，患者的日常摆位依赖于皮肤标记物和身体固定装置。快速方便的方式是使用光学距离指示器检查放射源到皮肤的距离，将皮肤标记与室内激光线对齐，利用室内摄像机实时监测患者照射期间的活动变化等。但因无法反映靶区内部位移或体型的变化，需要在线影像来验证内部解剖结构位置变化。

使用激光扫描仪制作组织补偿器，表面扫描后进行患者重新定位。最近，IGRT 中引入了快速立体视觉（或 3D 视频图像）。所有 3D 视频引导技术具有非侵入、高效、精确的特点，并且可以提供基于表面的靶区的实时视频重新定位、监测和自适应剂量传递。立体视觉引导可以消除患者位置验证中不必要的电离辐射，减少刚性固定的需要。立体视觉技术可与容积成像技术相结合，用于未来 4D-IGRT。

（八）高能射线成像系统

EPID 的出现是为了代替传统胶片技术，不仅可用作预处理验证设备，也是放疗过程中的主要组成部分及整体质量保证的一部分。患者定位与复位时，使用室内成像设备可以验证患者解剖结构与治疗时空间位置之间的相关性，并适当修正治疗模拟过程中存在的偏差。

摆位或射野定位误差，统称为摆位误差。根据出现的模式，可分为随机误差和系统误差。随机误差意味着几何误差的数量和方向，在整个治疗过程中都会发生变化。由于患者放疗时外部标记提供的准确性有限，因此由于患者生理功能导致的解剖变化及患者位置的变化不可避免，这些都属于随机误差。系统误差通常只发生一次，未经纠正时，其数量和方向不会改变。

根据图像获取方式的差异，EPID 图像验证分单次和双曝光验证：①单次曝光图像验证模式下,单个图像由多个(通常两个或四个)图像帧生成,通过匹配等中心点的位置,及发现患者位置的重大变化(如颈部角度)都很有用。与大多数兆伏图像一样,对软组织的成像较差,因此主要应用于骨骼和气道这些高对比度的组织成像中。定位验证过程中,EPID影像常与模拟CT影像的数字重建影像进行比较。等中心点叠加在数字重建放射影像(DRR)上,与实际处理的等中心点匹配。通过使用图像(虚拟网线)的校准像素坐标或安装在加速器头部的,由不透明标记组成的物理网线,从而实现在门户映像器上识别处理等中心。②双曝光验证图像验证模式主要用于辐射场位置和形状的验证。先利用实际处理场的参数及其相关的多叶准直器,获得单幅图像。由于辐照区域面积相对较小,仅根据这些图像进行定位相对局限,去除处理准直获得第二幅较大的视场尺寸图像。将这两张图像归一化叠加在一起,产生双曝光验证图像,以显示患者解剖结构及实际治疗区域的大小、形状。

单曝光和双曝光验证片主要用于患者摆位,通常在治疗前获得。但治疗期间患者的位置验证亦不容忽视,包括整个治疗期间是否发生位置移动或解剖变化(如肠内气体或呼吸变化),对于治疗时间较长的患者尤为重要,随着时间延长,患者保持体位的重复性往往比较困难。

EPID作为一种成像设备,可兼做剂量仪被纳入放疗一般质控流程中,几乎取代了所有放射线胶片的质量控制测试,包括光野和照射野一致性测试、等中心稳定性测试、平坦度、对称性、多叶准直器校准(MLC校准)和MLC在动态传递下的性能等。

(九)兆伏级断层成像系统

兆伏CBCT优点在于使用治疗相同光束、无须额外的硬件等。除兆伏CBCT之外,兆伏CT也已用于螺旋断层放疗机设计中。与传统的千伏CT类似,显示解剖结构轴向,矢状面和冠状面图像。千伏CT和兆伏CBCT图像均具有计算机断层扫描重建概念,其中体积元素(体素)强度表示人体对成像X射线的衰减系数。

螺旋断层放疗通过高能射线发生器和治疗床的同步运动来实现的,类似于螺旋CT扫描仪。与诊断CT扫描仪类似,螺旋断层放疗系统使用了环形机架,以实现良好的稳定性,防止重建伪影。与C型臂直线加速器机架上的毫米直径相比,Hi-Art环形龙门架的等中心点在数十微米的误差精度。用于成像的X射线源是医用直线加速器,光束能量降低到约3MV(平均能量小于1MV)。使用相同的光束线进行治疗和成像,可确保治疗区域成像准确性。超过95%的螺旋断层治疗均使用每日CT引导,为自适应放疗应用提供了重要的依据。

(十)放疗计划设计中的常见虚拟图像处理方式

1. 医学图像到计划系统的转化　数字化容积图像数据通过磁带、光盘或网络传输到计划系统,用于分割、后处理和制订治疗计划。图像在不同影像设备和治疗计划系统之间的转化和传输需要固定格式,例如医学数字影像和通信格式。放疗中最常用包含放疗具体参数的DICOM-RT格式,其他新的图像格式仍在探索和发展中。

2. 图像信息的处理　对已获得的图像信息进行后处理是为了减少数据管理和治疗计划制订中所不需要的信息。从获取的原始数据中,保留对确定靶区大小、形态和位置及相邻正常组织范围有用的信息。

3. 射束方向视图(BEV)　在放射源位置,沿射野中心轴看射野与治疗部位之间的相互关系即射束方向视图,利用BEV可确定照射野的大小。虽然视角来自照射源,但BEV图像可准确、立体地展示出射束通过靶区和危及器官的投影情况。肿瘤靶区在二维平面展现的三维投影有助于确定射野的形状和大小,以交互方式展现不同视角图像,有利于射野角度的选择和优化,以避开或减少危及器官受照射量。

4. 数字化重建图像　三维射束方向视图的显示,需要与模拟定位或验证过程中多个2D投影图像相结合,产生 DRR 图像来完成。这种背景投影和标准 X 线成像基本一致,但它是通过射线源穿过患者的 CT 扫描图像上获得的衰减系数,选择合适的密度进行计算重建。

5. 容积可视化　解剖结构环形堆栈的显示转换即为容积可视化显示,在容积重建中,由用户根据 CT 值选择三维图像数据像素的不透明度和色调。容积重建显示已成为现代计划系统的必备功能。

(十一) 治疗过程中图像获取与应用

目前加速器配备的成像装置主要有:①X 片:具有较高密度对比的组织均可以用此法实现 IGRT,外来的高密度物质也有助于 X 线平片发挥作用,这与传统诊断 X 片基本一致;②透视图像:主要用于观察和纠正受呼吸运动影响较大的肿瘤位置;③锥形束 CT:主要获取患者在治疗床上的三维断层成像。

三、练习题

(一) 名词解释

1. IGRT

2. SBRT

3. 超声成像

4. BEV

(二) 填空题

1. 目前头颈部肿瘤 CT 模拟定位层厚一般选择_____,胸腹盆腔肿瘤层厚一般为_____。

2. 摆位或射野定位误差,统称为_____。根据出现的模式,可分为_____和_____。

3. 根据图像获取方式的差异,EPID 图像验证分_____和_____。

(三) 单项选择题

1. 与千伏级的 CBCT 图像相比,兆伏级 CBCT **不具有**的特点是(　　)

　　A. 无须对衰减系数进行从千伏级到兆伏级的校正

　　B. 超高的软组织分辨率

　　C. 可减少高密度组织造成的伪影

　　D. 有利于金属髋关节或义齿等植入物的成像

　　E. 图像数据无须进行电子密度转换,可直接用于治疗剂量的计算

2. 磁共振图像暂时**不能**直接用于放疗计划剂量计算的原因是(　　)

　　A. 图像伪影多　　　　　　　B. 图像分辨率低　　　　　　　C. 图像参数多

　　D. 图像序列多　　　　　　　E. 无电子密度信息

3. 现代精确放疗的基石是(　　)

　　A. CT　　　　　　　　　　　B. MR　　　　　　　　　　　C. 超声

　　D. CBCT　　　　　　　　　　E. X 线模拟定位机

4. 大孔径 CT 模拟定位机的孔径是(　　)

　　A. 60cm　　　　　　　　　　B. 70cm　　　　　　　　　　C. 75cm

　　D. 80cm　　　　　　　　　　E. 85cm

5. 大孔径 MR 模拟定位机的孔径是(　　)

　　A. 60cm　　　　　　　　　　B. 70cm　　　　　　　　　　C. 75cm

　　D. 80cm　　　　　　　　　　E. 85cm

6. 大孔径扫描设备扫描视野(FOV)最高可达(　　)

A. 60cm　　　　　　　　　　B. 70cm　　　　　　　　　　C. 75cm

D. 80cm　　　　　　　　　　E. 85cm

7. 头颈部肿瘤的 CT 模拟定位层厚一般选择(　　　)

A. 2~3mm　　　　　　　　　B. 3~4mm　　　　　　　　　C. 4~5mm

D. 5~6mm　　　　　　　　　E. 1cm

8. 4D-CT 模拟系统在呼吸周期的特定时相采集图像,通常是(　　　)

A. 每 10%间隔　　　　　　　B. 每 20%间隔　　　　　　　C. 每 25%间隔

D. 每 30%间隔　　　　　　　E. 每 40%间隔

9. 直线加速器机载锥形束 CT 的扫描时间一般为(　　　)

A. 0.5~1min　　　　　　　　B. 1~1.5min　　　　　　　　C. 1.5~2min

D. 2~2.5min　　　　　　　　E. 2.5~3min

10. 超声成像的频率为(　　　)

A. 1~5MHz　　　　　　　　B. 1~8MHz　　　　　　　　C. 3~5MHz

D. 4~7MHz　　　　　　　　E. 1~10MHz

(四) 多项选择题

1. 医学影像引导肿瘤精确放疗的主要的用途主要包括(　　　)

A. 协助精确勾画肿瘤靶区　　　　B. 协助精确勾画危及器官

C. 监测及调整分次间摆位误差　　D. 监测及调整分次内器官运动

E. 实现肿瘤的自适应放射治疗

2. 放射治疗中常见的医学影像的成像手段包括(　　　)

A. 电子计算机断层扫描　　　　　B. 磁共振成像

C. 正电子发射计算机断层成像　　D. 单光子发射计算机断层显像

E. 电子射野影像装置

3. CT 模拟机的三个组成部分分别为(　　　)

A. 带有平板顶部的 CT 扫描仪　　B. 伽马照相机

C. 模拟和可视化的软件系统　　　D. 射频系统

E. 集成的激光灯系统

4. EPID 可以完成的直线加速器质控测试项目包括(　　　)

A. 广野和照射野一致性测试　　　B. 等中心稳定性测试、　　　C. 平坦度、对称性

D. MLC 校准　　　　　　　　　E. MLC 在动态传递下的性能

5. 立体视觉引导肿瘤精确放疗的临床应用研究的未来方向有(　　　)

A. 基于在线图像的靶区重新定位和验证

B. 照射过程中的监测

C. 自适应波束(或叶片序列)设置

D. 治疗修改或在线计划

E. 立体视觉引导的综合临床验证

(五) 简答题

1. IGRT 定义的组成部分有哪些?

2. IGRT 中常用的成像系统有哪些?

3. CT 模拟定位机的组成部分有哪些?

4. 简述 EPID 在肿瘤放疗中的主要作用。

5. 放疗计划设计中常见的虚拟图像处理方式有哪些？

（六）问答题

1. CT 模拟定位机应用大孔径及大 FOV 的原因是什么？

2. 举例说明 CT 模拟定位机扫描条件设置策略。

3. 简述前瞻式和回顾式 4D-CT 图像获取方法与特点。

4. 相比较千伏 CBCT，兆伏 CBCT 的特点有哪些？

5. 简述 MR 图像信号产生的过程。

6. 简述 MR 模拟定位图像不能直接用于放疗计划设计的原因。

7. 磁共振纳入放疗计划设计的优点有哪些？

8. PET-CT 进行肿瘤成像基本机制是什么？

9. PET-CT 辅助放疗计划设计的主要困境有哪些？

10. 简述超声成像的基本概念。

11. 超声用于图像引导放射治疗的优缺点有哪些？

12. 简述肿瘤放疗中摆位误差的分类及定义。

13. 简述 EPID 单双次曝光的工作原理及图像特点。

14. 简述肿瘤放疗中运动管理的解决策略。

四、练习题参考答案

（一）名词解释

1. IGRT：图像引导放疗是指先进的成像系统对靶区勾画的指导和室内成像系统对患者摆位和靶区位置的验证。是应用先进的可提供功能、生物信息的成像方式，辅助提高靶区和正常器官的勾画精度；应用室内成像技术，监测和调整分次间和分次内靶区运动和摆位误差，并有望实现对跟随肿瘤治疗反应同步适应和修改。

2. SBRT：立体定向放射治疗指较小的肿瘤靶区接受高剂量少分次（5 次甚至更少）高适形度的放射治疗。

3. 超声成像：压电晶体可以产生 1~10MHz 范围的高频声波，当这种声波遇到人体不同的组织界面时会引起超声反射，利用这些反射回来的超声波，能够重建具有组织特性、较高空间分辨率、可鉴别组织成分的解剖图像。

4. BEV：射束方向视图是在放射源位置，沿射野中心轴看射野与治疗部位之间的相互关系，利用 BEV 可确定照射野的大小。

（二）填空题

1. 2~3mm 3~5mm

2. 摆位误差 随机误差 系统误差

3. 单次曝光验证 双曝光验证

（三）单项选择题

1. B 2. E 3. A 4. E 5. B 6. A 7. A 8. A 9. B 10. E

（四）多项选择题

1. ABCDE 2. ABCDE 3. ACE 4. ABCDE 5. ABCDE

（五）简答题

1. 答：IGRT 定义包括两个部分，先进的成像系统对靶区勾画的指导和室内成像系统对患者摆位和靶区位置的验证。这两个方面就像是一枚硬币的正反两面，如果仅考虑影像系统对靶区勾画的作用就会忽略室内成像技术的发展和革新,如果仅关注室内成像系统的发展就会忽略影像系统在计划设计过程中的作用,都不够全面。

2. 答:IGRT 中常见的采集断层影像的设备主要有电子计算机断层扫描、磁共振成像、正电子发射计算机断层成像、单光子发射计算机断层显像和超声成像等。射线直接投影的成像技术在放疗中有着非常重要的作用,如平板透视技术、电子射野影像装置以及在模拟定位和治疗中获得视频图像等。

3. 答:CT 模拟定位机的三个组成部分,包括带有平板顶部的 CT 扫描仪、集成的激光灯系统、模拟和可视化的软件系统。

4. 答:EPID 在肿瘤放疗中的主要作用有监测及纠正患者摆位误差;量化肿瘤及正常器官的运动;进行放疗剂量的追踪;进行放疗设备的质量控制;进行放疗计划的剂量验证。

5. 答:放疗计划设计中常见的虚拟图像处理方式有医学图像到计划系统的转化;图像信息的处理;射束方向观影像;数字化重建图像;容积可视化。

（六）问答题

1. 答:充分了解治疗策略和计划靶区体积在治疗设备和模拟机之间的差异。CT 扫描设备本身也不同于诊断用扫描设备;传统的大多数 CT 扫描设备孔径为 70cm,而大孔径（85cm）扫描设备是专门为放射肿瘤学而开发的。这些大孔径扫描仪增加了患者体位和固定装置的灵活性,这对乳腺癌等需要复杂体位固定装置的患者放疗至关重要。大孔径扫描设备扫描视野达到 60cm,而普通扫描范围只有 48cm。

2. 答:CT 模拟定位图像采集是根据身体部位、治疗技术或感兴趣的区域,使用预先设定的序列进行扫描。可以调整的参数包括管电压、管电流、层厚、层间距和总扫描时间。减少层厚和层间距可以获得高质量的 DRR 图像。随着切片厚度的增加（在 X 轴上向右移动）,HU 的误差急剧增加。我们的做法是在每个 CT 模拟中使用最小的层厚。目前头颈部肿瘤的 CT 模拟定位层厚一般选择 2~3mm、胸腹盆腔肿瘤的层厚一般为 3~5mm。除了预先设定的扫描序列,其他的扫描条件可以由医生指定,但必须包含足够的扫描范围以获取足够的解剖信息。

3. 答:在前瞻模式下,医生指定呼吸波形的相位间隔来执行门控模拟,即获得患者指定时相（1 个或多个）的静态图像。在回顾模式下,患者自由呼吸,在采集 CT 图像的同时获取患者的呼吸信号,即获得患者多个时相的动态序列 CT 图像,这种模式可在整个呼吸周期中实现靶区和正常结构的可视化。

4. 答:与千伏级的 CBCT 图像相比,兆伏 CBCT 具有以下的特点:①无须对衰减系数进行从千伏级到兆伏级的校正。②可减少高密度组织（金属髋关节或义齿等）造成的伪影。③图像数据无须进行电子密度转换,可直接用于治疗剂量的计算。

5. 答:磁共振成像是通过射频脉冲和磁场测定相应像素内原子核磁矩的变化情况,获得相应结构的清晰成像。MRI 成像时,首先由一个永磁场确定预扫描范围内原子核的方向,一般常用的原子核有 ^1H、^{13}C、^{19}F 和 ^{31}P 等。通过射频脉冲激励原子核的基态,不同的原子核可获得不同的能量,当撤去脉冲后,测量原子核自旋磁矩恢复到在永磁体内初始状态的弛豫时间,在原子核产生弛豫过程中,发射出电磁波信号。MRI 图像质量依赖于采集过程中相应体素内的质子密度、弛豫时间、血流情况及磁化率等变量信息。

6. 答:放射治疗计划设计的标准流程是使用 CT 数据,因为 CT 提供了几何稳定的图像,并将 HU 直接关联到 X 射线衰减测量获得的电子密度,这是进行剂量计算的基础。虽然 CT 图像容易区分 HU 差别很大的解剖结构,如空气、组织和骨骼,但很难区分具有类似 X 射线衰减特性的软组织结构,如骨盆或腹部。通常,放射诊断医师需要依靠脂肪平面或有足够筋膜器官的边界界面,以及他们对正常解剖的理解,以此来区分正常和异常的肿瘤区域。因此,CT成像的参数与MR可用的成像参数的范围相比更加有限。因为MR图像无法反应组织的电子密度,目前MR模拟定位仍然无法独立应用于计划设计,必须借助于CT图像的电子密度来完成最关键的剂量计算部分。

7. 答:将磁共振纳入放射治疗计划设计有许多优点,主要的优点是具有优越的软组织特性,可以帮助靶区勾画。随着更高场强的扫描器、磁共振造影剂、序列和技术的进步,更多新的磁共振成像技术的发展提供了疾病范围更好的分辨率和肿瘤功能/生物信息。此外,MR可以鉴别肿瘤复发,区分疾病和纤维化/正常组织,磁共振可以在形态学和生物化学/生物基础上进行抗病反应评估,并用磁共振凝胶系统进行剂量学评估。

8. 答:PET常用于FDG摄取增加的恶性肿瘤成像。因恶性肿瘤细胞的失控性成长需要大量葡萄糖,所以肿瘤区域可以成像。虽然大部分的肿瘤靶区可在CT图像上进行显像,但PET具有根据肿瘤细胞的活性差异划分为不同区域的优势。临床应用中,放射治疗医师可以根据PET图像提供的代谢信息对高活性的肿瘤区域进行高剂量照射。有研究表明,这种方法可以提高某些肿瘤的局部控制率。

9. 答:单独的PET图像不能用于治疗计划的制订,因其只能显示人体内浓聚正电子部分的活性,目前的PET大部分是与CT联合应用即所谓的PET-CT。PET常用于FDG摄取增加的恶性肿瘤成像。因恶性肿瘤细胞的失控性成长需要大量葡萄糖,所以肿瘤区域可以成像。虽然大部分的肿瘤靶区可在CT图像上进行显像,但PET具有根据肿瘤细胞的活性差异划分为不同区域的优势。临床应用中,放射治疗医师可以根据PET图像提供的代谢信息对高活性的肿瘤区域进行高剂量照射。有研究表明,这种方法可以提高某些肿瘤的局部控制率。

10. 答:压电晶体可以产生1~10MHz范围的高频声波,当这种声波传送到人体后,遇到人体不同的组织界面,从而引起了超声反射。这些反射回来的超声能重建具有组织特性、较高空间分辨率、可鉴别组织成分的解剖图像。超声波对多种肿瘤的诊断都是非常有用的,特别是在腹盆部肿瘤中。

11. 答:超声图像引导是一种非电离成像技术,可以每天使用而不增加任何额外的辐射剂量。此外,超声成像是实时成像,可以用高软组织对比度描绘解剖结构。图像数据可以以二维或三维模式呈现,任何一个人能在一个或多个成像平面中选择定格图像,或获得一个三维立体影像。然而,超声的局限性在很大程度上与一个事实有关,即位于骨结构或空腔后的辐射靶区可能不容易探测到以用于图像引导。

12. 答:患者摆位错误和射野定位错误,统称为设置错误,根据出现的模式可分为随机误差和系统误差。随机误差意味着几何误差的数量和方向在整个治疗过程中都会发生变化。由于患者的外部标记提供的准确性有限,或者由于患者生理功能导致的解剖变化及患者位置的变化,这些都是随机设置错误的例子。系统误差通常只发生一次,未经纠正,其数量和方向不会改变。例如,外部激光系统与治疗机的坐标系不一致或计算错了患者的移位指令所造成的几何误差。

13. 答:在单次曝光图像验证采集模式下,单个图像由多个(通常是两个或四个)图像帧生成,这些图像对解剖治疗中心等中心的X线定位以及发现患者位置的重大变化(如颈部角度)都很有用。与大多数兆伏图像一样,这些图像中可见的解剖主要局限于骨骼解剖和气道,而对于软组织的成像则差强人意。双曝光验证图像主要用于验证辐射场的位置和形状。首先,利用实际处理场的参数及其相关的多叶准直器(MLC)获得单幅图像。由于辐照区域的尺寸相对较小,仅根据这些图像进行定位是有限的,因此去除处理准直并使用较大的视场尺寸获得第二幅图像。这两张图片被归一化并叠加在一起,产生了一张图片,描绘了患者解剖结构以及实际治疗领域的大小和形状。

14. 答:在放疗期间管理器官运动有三种解决方案:动作限制策略(例如,控制或增加固定)、动作合并策略(例如,更大的外放边界),动作适应策略(例如,运动跟踪)。虽然它们的临床应用差异很大,但所有这些方法都需要对器官运动进行解剖验证。这些验证程序的目的是确认处理过程中观察到的运动模式和幅度与预处理模拟过程相同。

(尹勇　巩贯忠　张桂芳)

第二章　精确放疗相关区域的定义和勾画

一、学习目标

1. 掌握放疗相关区域定义和勾画的基本原则。
2. 熟悉影响靶区定义的因素。
3. 了解医学影像新技术。

二、重点和难点内容

重点和难点：大体肿瘤区、临床靶区、内靶区、计划靶区、治疗区、危及器官、计划危及器官、剩余危及区域、影响靶区定义的因素。

1. 大体肿瘤区（GTV）

（1）GTV 包括原发肿瘤和阳性转移淋巴结区或其他转移病灶等肉眼可见的肿瘤病灶。

（2）GTV 的勾画需要利用各种形态学、功能影像成像技术等，综合分析临床资料及影像学信息作出的判断。肿瘤完全切除（R0 切除）术后的患者，无须勾画 GTV。

2. 临床靶区（CTV）

（1）CTV 是指大体肿瘤区周围的亚临床病灶或肿瘤潜在的向周围侵犯的范围。临床靶区是综合考虑肿瘤生物学行为和临床特点、局部解剖结构（屏障或间隙）和淋巴引流特点后而确定的一个体积。

（2）CTV 的勾画主要依赖于临床经验，可遵循已经发表的指南共识，多个邻近的 GTV 可共用一个 CTV，当存在多个 CTV 时，建议有所区分。CTV 必须接受规定的处方照射剂量，否则无法达到肿瘤治疗的效果。良性肿瘤无须勾画 CTV。

3. 内靶区（ITV）是在 GTV、CTV 的基础上，考虑了呼吸运动或器官移动度形成的。在分次照射中，ITV 保证了运动着的 CTV 能够收到最大的处方剂量照射，在适形治疗和立体定向治疗中具有重要意义。ITV 一旦确定，它与患者坐标系的参照物内、外标记应保持不变。

4. 计划靶区（PTV）

（1）PTV 通常是临床医生在计划过程中定义的最终靶区，不仅考虑到器官运动，还考虑了日常摆位误差。

（2）PTV 的勾画应综合考虑肿瘤位置和机器机械参数存在的不确定因素，以及可能造成的后果，在三维方向上做一定距离的外放。实践中，为了靶区获得足量剂量的照射，同时又使邻近危及器官不会接受过量的照射,外放的大小通常是这两个矛盾问题妥协的结果。

5. 治疗区(TV)

(1) TV 是由临床医师所制订的,某一处方剂量等剂量线等剂量曲线所包绕的区域。通常形成一个较简单的形状,可能略大于或小于 PTV。使用三维治疗计划和适形技术将照射野塑造成 PTV 的形状,确保 TV 以尽可能窄的边缘覆盖 PTV。这确保了 PTV 被处方量覆盖的同时,周围的危及器官受量最小。

(2) 通常选择以 90% 等剂量线为代表的靶区最小剂量 D_{min} 作为治疗区范围的下限。

(3) 治疗区的形状和大小与计划靶区的符合程度,可作为评价治疗计划的标准。

6. 危及器官(organs at risk,OAR)

(1) OAR 如果接受照射产生严重并发症,会影响治疗计划和处方剂量制订,通常 OAR 的确定会因肿瘤性质、位置、治疗范围及时间等因素有所变化。不同部位的放疗中,需要考虑危及器官。

(2) OAR 从功能角度分为并行器官和串行器官。

1) 串行器官或类串行器官包含链式功能单元,所有功能单元都必须予以保护,某一节段受到破坏将会影响整个器官的功能。在评估 OAR 的剂量-体积限值和剂量体积直方图时,通常表现为阈值二进制效应,当吸收剂量达到或接近最大耐受量时,能够很好预测其功能丧失风险。照射体积对评估串行器官耐受的影响并不显著,只需勾画器官表面轮廓。

2) 并行器官或类并行器官功能单元彼此间独立,一定数量的破坏并不会严重影响器官功能,当达到一个功能单元阈值的时候,整体器官功能显著受损。在进行剂量评估时,并行器官表现为分级剂量响应特点,以平均吸收剂量和特定剂量水平下的体积进行损伤的预测。照射体积对并行器官的体积评估则非常重要,需要完整的勾画器官。

7. 计划危及器官(PRV)　PRV 是在 OAR 的基础上,考虑了 OAR 位置不确定性和变化带来的误差外放形成的,常见于串行器官。

8. 剩余危及区域(RVR)　RVR 对于评估患者晚期并发症的风险具有重要价值。

9. 影响靶区定义的因素

(1) 图像方面

1) 获取高质量图像。

2) 识别和消除随机误差和系统误差。

3) 多模态影像勾画靶区。

4) 图像配准和融合技术。

(2) 观察者之间的差异

1) 计算机图像分析。

2) 肿瘤学和影像诊断知识的积累。

3) 建立在大规模病例基础上的靶区勾画规范。

(3) 器官或呼吸运动

1) 空腔脏器充盈度的一致性。

2) 靶区内标记植入。

3) 呼吸控制技术:主动或被动呼吸控制法。

4）呼吸门控技术：运动检测和同步照射。

三、练习题

（一）名词解释

1. 临床靶区

2. 危及器官

（二）填空题

1. 临床上常采用多模态医学影像手段用来确定 GTV 的范围，包括形态学的影像手段如
_____、_____以及功能影像如_____和_____等。

2. 胸部肿瘤放疗中，常需要保护的危及器官有_____、_____、_____。

3. 危及器官从功能角度可分为_____和_____，其中_____的某一节段受到破坏将会影响
整个器官的功能，如脊髓、神经等。

4. 融合图像的显示方法包括_____，以及使用三维数据进行_____的和_____。

（三）单项选择题

1. 目前全国发病率最高的恶性肿瘤是（　　）

    A. 肺癌　　　　　　　　　　B. 胃癌　　　　　　　　　　C. 乳腺癌

    D. 肝癌　　　　　　　　　　E. 宫颈癌

2. 肿瘤发生发展的几个阶段**不包括**（　　）

    A. 癌前病变和原位癌　　　　B. 早期浸润癌　　　　　　　C. 浸润癌

    D. 区域淋巴结转移和远处转移　E. 以上都不是

3. 是可触及的、可见的、可证实的恶性生长的范围和位置。是经过肿瘤学家对肿瘤进行物理检
  查和与肿瘤部位相关的放射检查结果来定义的。下列描述符合的一项是（　　）

    A. CTV　　　　　　　　　　B. ITV　　　　　　　　　　C. PTV

    D. GTV　　　　　　　　　　E. 以上都不是

（四）多项选择题

1. 治疗计划包括的步骤有（　　）

    A. 选择合适的患者定位和固定方法　　B. 识别靶区以及周围危及器官

    C. 选择合适的布野方式　　　　　　　D. 评价产生的剂量分布

    E. 使计算剂量能够准确传输到患者身上

2. 影响靶区定义的有关因素（　　）

    A. 图像方面　　　　　　　　B. 观察者之间的差异　　　　C. 内脏器官运动

    D. 治疗机类型　　　　　　　E. 射线强度

（五）简答题

1. CTV 的定义是什么？

2. 在计划设计中如何取舍靶区和危及器官的受量？

（六）问答题

如何区分 CTV、GTV、ITV、PTV 的概念？

四、练习题参考答案

（一）名词解释

1. 临床靶区:根据肿瘤的生长及转移特性,在肿瘤病灶周围可能存在的亚临床病灶或向周围侵犯的范围,包含 GTV 并外扩一定的距离来包括这些潜在的范围而确定的一个体积称为临床靶区。

2. 危及器官:指与肿瘤靶区或处方剂量区相邻的组织器官,如果接受照射产生严重并发症,会影响治疗计划和处方剂量制订。

（二）填空题

1. CT MRI PET-CT MRI

2. 脊髓 肺 心脏

3. 并行器官 串行器官 串行器官

4. 伪彩显示法 体层显示 三维显示

（三）单项选择题

1. A　　2. B　　3. D

（四）多项选择题

1. ABCDE　　2. ABC

（五）简答题

1. 答:临床靶区(CTV)是一个包含 GTV 的组织,但其包括原发肿瘤的显微扩张或局部淋巴结的扩散在内的额外的边缘区域。除非肿瘤完全切除,否则不可能确定肿瘤周围的浸润程度。特定情况下,CTV 的获得通常是在以 GTV 的圆心为圆心的基础上增加的一些经验边缘区域。越来越多地使用 PET 技术是除了 CT、MRI 及超声等成像技术外相互结合的成像方法,来为靶区的 CTV 勾画提供参考。

2. 答:在计划设计中,一般情况下优先考虑靶区是否包绕处方。同时评价邻近的危及器官受量是否超过限值。若是超过限值,综合考虑是距离过近依据处方降不下来,还是计划设计的问题导致器官受量过高。若不是计划设计的问题,要跟医生商量此患者是根治性还是姑息性治疗,且器官超过限值后的副作用是危及生命还是降低生活质量等因素综合考虑。当然,在能够保证靶区的处方及适形度都好的情况下危及器官受量越低越好。

（六）问答题

答:GTV 是可触及的、可见的、可证实的大体肿瘤的范围和位置。是经过肿瘤学家对肿瘤进行物理检查和与肿瘤部位相关的影像检查结果来定义的。CTV 是一个包含 GTV 的组织,但其包括原发肿瘤的显微扩张或局部淋巴结的扩散在内的外扩区域。ITV、GTV 和 CTV 都是根据肿瘤的分布特点和形态在 CT/MRI/DSA/PET 等的静态影像上确定的,没有考虑到器官的运动。但在患者坐标系中,GTV/CTV 的位置是在不断变化的。内靶区定义为在患者坐标系中,由于呼吸或器官运动引起的 CTV 外边界运动的范围。ITV 范围的确定应使得 CTV 在其内出现的概率最高,以保证 CTV 在分次照射中,得到最大可能的处方剂量的照射。与计划靶区一样,ITV 也是一个几何定义的范围,虽与肿瘤本身的特性无关,但随 CTV 在体中的位置不同而有差别。计划靶区 PTV 通常是临床医生在计划的过程中定义的最终靶区。它完全包含了 GTV 和 CTV。这实际上是考虑到器官运动和辐射照射设备的设置和治疗传输中固有的不确定性将 GTV/CTV 增加的安全边界。同样,经常使用围绕 GTV/CTV 的同心圆边。理想情况下,这个边界应该由不确定性分析决定。在实践中,这通常是两个矛盾问题之间妥协的结果:确保 CTV 将获得给定的剂量,同时确保治疗计划过程中的邻近靶区的危及器官不会接受过量的剂量。

（何侠　尹丽　彭凡禹）

第三章 精确放疗计划设计常用优化模型

一、学习目标

1. 掌握调强放疗的定义、剂量学特点、计划优化方法内容。
2. 熟悉调强放疗计划实现形式等内容。
3. 了解优化模型与算法等内容。

二、重点和难点内容

（一）调强放疗的定义及剂量学特点

IMRT 是指通过使用束流调整和多叶光栅技术，每个照射角度下射野内剂量呈现非均匀强度分布，从而达到最优剂量分布的一种放疗技术。IMRT 技术的实现至少需要两个系统：①放疗计划系统，计算出不同方向的各射野的非均匀剂量分布的照射计划，使得正常组织的受照剂量最小，靶区受到的剂量最大。②可以按计划要求进行非均匀剂量分布放疗的投照系统。

IMRT 计划的基本原理是用不均匀照射强度分布的射野从不同的方向（或连续旋转）来治疗患者，这些被优化过的射野，可以使靶区受到高剂量照射，而使周围正常组织的受照剂量在耐受范围之内。治疗计划系统可将每个方向射野分成大量的小子野，各个子野的强度或权重由计划系统来确定。射野的优化过程即逆向计划设计过程，通过调整各子野的权重或强度，以满足预期剂量分布的要求。

（二）调强放射治疗计划简介

逆向治疗计划系统输入参数优化与治疗计划具体实施的相互依赖性非常强。通常在优化之前，射野的数量、方向一般都需要先以经验而预设。每个射野都要分解为笔形束图，笔形束的大小一般为 1cm×1cm。逆向治疗计划的任务是确定最佳笔形束分布和所有笔形束的相对权重。在统计学分析中，IMRT 计划优化本质上就是最小二次方估算。

（三）逆向调强的优化方法

传统治疗计划设计中，目标函数依赖于射线权重、楔形板角度和射野方向。而 IMRT 计划中，目标函数是一个笔形束权重函数。理想的目标函数，能满足肿瘤学/物理学专家的要求，除对给定的治疗计划（相当于一组参数）进行分级，同时兼顾筛选结果符合临床判断。由于人为设定目标函数的主观性不可避免，在治疗方案优化之后，必须对优化方案和治疗计划进行评估，确保所谓"最优"的解决方案有临床治疗意义。

根据用于评价治疗计划的终点（指标）或用于确定最佳治疗计划的评价指标不同，目前常用优化方法分成四类：①剂量为基础的优化。②临床知识为基础的优化。③生物等效剂量为基础的优化。④TCP(肿瘤控制率)或正常组织并发症概率(NTCP)为基础的优化。

1. 以剂量为基础的优化形式　剂量为基础的方法有以下两个方面的优势:首先是物理剂量目标得以在临床实践中体现,由于使用生物模型进行预测的不确定性往往超过其指导意义,因此剂量为基础的优化形式应作为首选,但其应用价值的评估需要一段时间后进行;其次,物理剂量与优化参数密切相关,故可以使用较简单的二次剂量方程等数学模型。

2. 以临床知识为基础的优化形式　Yang 和 Xing 开发了以临床知识为基础的优化方法,核心是把预知达到临床终点事件的数据用于指导计划优化过程。以临床知识为基础的优化方法中,一个治疗计划的优劣通过启发式的目标函数进行衡量,此函数不仅取决于剂量属性,还取决于剂量-体积状态,使得利用器官的临床数据成为可能。治疗计划选择还取决于特定患者几何学与剂量学细节。以临床实践为基础的模型允许我们根据其临床价值更客观地对治疗计划进行分级,而无须依赖于生物指数基础或等效均质剂量(EUD)基础的优化方式。

3. 以 EUD 为基础的优化形式　EUD 为生物等效剂量,就是在实际放疗中用不均匀的剂量分布产生相同的细胞杀伤作用(引入均质概念)。EUD 利用了组织生物学的知识,在剂量分布优化中引入 EUD 概念,具有更好的科学研究和临床应用前景。EUD 公式基于复杂的生物系统对刺激产生反应的必然规律。与传统生物学指标相似,EUD 呈现的是剂量-反应关系。因此,它代表着剂量与反应之间的关系。同时,它与物理剂量关系也十分密切。以 EUD 为基础的优化方法有如下优势:①公式简单。②此公式既适用于肿瘤也适用于使用不同参数的危及器官。③与剂量体积为基础的优化或其他生物指标为基础的优化不同,没有计划参数。

与以剂量-体积为基础的优化相比较,EUD 为基础的优化能够产生相同的或更好的肿瘤靶区剂量覆盖,更好地保护 OAR。在改善 OAR 剂量分布时,EUD 为基础的优化有更大的搜索空间。这是因为限制条件或预期目标是由整个器官决定的,而非部分器官体积决定,EUD 优化可以用于搜索和评估剂量体积直方图(DVH)不同、而 EUDs 相同的多个治疗计划。

4. 以生物模型为基础的优化形式　以生物模型为基础的逆向计划,其目标是维持 NTCP 在可接受范围之内,实现 TCP 的最大化。在剂量和剂量体积的限制上,往往要保证其结果与医生临床判断的一致性。实际上,将剂量反应指数用于优化也存在一些问题,如剂量反应为基础的优化会导致靶区剂量分布非常不均匀。此外,依照某一剂量-反应指数(例如 TCP、NTCP 和 P+)去制定优化标准,对于临床医生而言非常困难,而将两个或两个以上独立优化的计划进行合并就更为困难,这是因为所指定的 TCP 和 NTCP 可能并不切合临床实际需求。

(四) 调强计划的优化模型与算法

调强放疗计划的剂量优化归根结底是权衡靶区和 OAR 的受量,各定义结构的目标要求需考虑多个因素,优化过程中,多个因素被加入目标函数中,最终实现权衡策略参数化。首先要考虑不同解剖结构剂量分布的适形度,其他目标要求也要满足,如剂量热点、均匀性等,从而确定最终方案。

根据求解途径的不同,基于逆向 IMRT 计划系统的计算方法可分为两大类。

1. 解析法　积分方程的逆向求解,所运用的数学方法为反投影算法。实际上,这是计算机断层成像重建算法的逆过程,该算法通过使用一维强度函数重建出二维图像。如果假定剂量分布是一个点剂量核和核强度分布的卷积,那么其逆过程就可以实现,即通过对所需的剂量分布进行反卷积可得到剂量核,如此可获得患者体内的核强度和注量分布,然后这些注量分布被投射到各个不同的几何位置。解析法不同于 CT 三维重建,为达到目标剂量分布,入射注量有可能出现物理上无法达到的负束流。如果不允许子野权重为负值,其精确解并不存在,虽然可以通过强制负值权重为零来解决,但不可避免地造成实际剂量分布与目标剂量分布存在偏差。

2. 迭代法 迭代法优化算法是通过迭代调整分配给定的若干射线束子野的权重,以便最大限度地降低罚分函数的值,从而找到子野权重的最佳组合。在放疗计划的优化中,迭代算法的应用最为广泛。迭代算法大致可以分为非衍生为基础的算法和衍生为基础的算法。前者仅将一个目标函数与系统方法结合起来去搜索解决方案。这种技术通常直观、易于实施,特别适合于简单的系统及教学例证。对于复杂的系统,集合行为与更复杂的基于梯度搜索技术同样不好。在这种情况下,计算成本损失可能超过了计算所获得的收益。所谓罚分函数是表示目标值与期望值之间的偏差。对于靶区,罚分是目标(处方)剂量和实际计算剂量的差的均方根;对于关键器官,罚分是零剂量(或可耐受的低剂量值)与实际剂量的差的均方根。总的罚分值是所有靶区和相关器官的罚分乘以各自权重之后的和。

3. 模拟退火算法 模拟退火,取名源自金属退火过程。金属退火的过程要缓解冷却,以免出现无定形状态,如果温度下降太快,会导致该状态出现。在类似模拟退火过程中,由概率函数决定是否采纳罚分值的变化。模拟退火算法是蒙特卡罗算法的拓展,该算法试图通过模拟相互作用的粒子行为找到最佳的解决方案,这些相互作用的粒子逐渐冷却,达到基态时可以维持热平衡。物理退火时,因整个系统加热,系统中的每个组成部分均具有更多的随机性。为此,每个变量都会暂时赋予一个假设值,这个假设值通常与能量无关,系统会寻找更高能量级的配置。该算法采用随机搜索,既可以接受目标函数减少的变化,也可以接受目标函数增加的变化。其配置的概率由温度控制。根据专家实践经验选择一个合适的冷却时间,带有较高目标函数值配置的概率随温度逐渐降低。当选择的开始温度高于目标函数最高值时,后者为随机系列的不同配置计算而得。理论上,即使在局部存在概率极小的情况下,该算法能够找出一个多维目标函数以获得整体最低值,即具有全局收敛性。

(五)调强计划的实施

目前的调强系统,包括补偿器、楔形板、挡板、动态准直器、移动条、多叶准直器、断层准直器及各种强度的扫描线束,其中后五种可实现动态调强。补偿器、楔形板及挡块是手工技术,相对费时、效率低下。动态准直器适合产生楔形剂量分布,但比传统金属楔形板并无明显优势。扫描束加速器可以提供调强射线束,在等中心处的光子"笔形束"的高斯半宽度达 4cm,本身无法达到充分调强所需的分辨率,但线束扫描时辅以动态多叶准直器,可以解决上述问题,在此方式下,还可增加一个调强自由度。带有能量调节的动态多叶光栅是一个强大而复杂的技术方法,目前只能在扫描束加速器上实现。

对直线加速器来说,计算机控制的多叶准直器是提供调强线束最实用有效的设备,与这一技术产生竞争的是基于断层治疗的准直器。

计算机控制的多叶准直器,不仅有利于常规射线束孔径的适形,也可以通过编程实现调强治疗,MLC 调强有三种不同的方式。

1. 多个静态野的生成 多射野照射时,每个射野又被细分为一系列强度水平均匀分布的子野。子野由多叶准直器形成,并在一批计划中以无须操作员干预的序列方式一次性生成。当叶片移动到下个子野过程中加速器关闭。每个子野生成的剂量逐渐累加,复合后得到由治疗计划系统(TPS)计划的调强射线束。完成一个射野的照射后,机架转动到下一个射野的入射角,开始该射野若干子野的照射,这就是所谓的"静态调强"。静态方法的优势是减少了实施过程中工程学和安全方面的问题,实施简单、易于质量控制等,其缺陷是射线束在不到一秒的时间内进行开关转换时,一些加速器可能会存在稳定性的偏差。还有一种动静态结合的调强模式,叶片从一个固定的子野位置移动到下一个位置,射线始终都在连续照射。这种技术的优势在于可以"模糊"单纯静态子野照射时的剂量阶梯效应。

2. 动态叶片调强技术　相对应的叶片同时单向移动,每个叶片以各自不同的速度运动,从射野的一端移向另一端,并分别为时间的函数。在叶片之间存在空隙即开放的时间内,使射野内不同的点获得不同强度的剂量。这种调强方式有以下几个名字:"滑窗技术""叶片跟随技术""相机快门技术"和"多间隙扫描"。动态调强的基本原理可以理解为,一对叶片形成一个空隙。射线输出时是通过该空隙进行放射治疗。总之,动态多叶准直器的算法基于以下原则:①如果强度曲线的变化率是正值(能力增加),引导叶以最大速度移动,跟随叶提供必要的调强;②强度曲线的变化率是为负值(能力降低),跟随叶以最大速度移动,引导叶提供所需要的调强。

3. 旋转调强技术　旋转调强技术通过使用动态多叶准直器形成射野,同时以旋转机架的方式进行治疗,不同方向上的射束形状和强度不断动态变化实现射束强度调整。该方法类似于静态调强,将一个射野分为强度一致的多个子野,通过子野剂量叠加来产生所要的剂量分布。但是,多叶准直器动态形成的每个子野,在机架连续旋转时射线束一直照射。叶片以相同的时间间隔移动到一个新的位置,这可以提供多次重叠的旋转扫描。每次旋转扫描在每个机架角度提供一个子野,继而在一个新的旋转扫描开始以提供下一个子野,直到所有的旋转扫描完毕和子野结束。每个旋转角度的强度等级和所需的角度数目取决于治疗的复杂程度。一个典型的治疗需要3~5次旋转,操作的复杂性与传统的旋转扫描相似。IMAT算法将二维强度分布(通过逆向治疗计划获得)分为数个多对叶片生成的一维强度曲线。强度曲线被分解为使用多次旋转的子野所生成的不相关的强度水平。每个子野的叶片位置取决于所选择的分解模式。对于只有一个峰的 N 种水平的强度分布需要有 $(N!)^2$ 种可能的分解模式。这种分解模式由计算机算法决定,其在每个叶片的左右边缘会产生射野的间隙。为了提高效率,叶片定位每一边使用一次。对于大量可用的分解模式来说,这种算法适用于需要多叶准直器叶片移动最短距离的子野。

三、练习题

(一)名词解释

1. 调强放疗
2. EUD
3. 旋转调强技术

(二)填空题

1. 传统治疗计划设计中,目标函数依赖于_____、_____和_____。
2. 目前常用优化方法分成四类:_____、_____、_____和_____。
3. MLC 调强有三种不同的方式:_____、_____和_____。

(三)单项选择题

1. 调强放射治疗是指通过使用束流调整和(　　)技术实现在每个照射角度下非均匀强度分布的射野,从而达到最优化剂量分布的一种放射治疗技术
   A. MLC
   B. BEV
   C. 铅挡块
   D. 均整器
   E. 闸流管
2. 剂量体积直方图的英文缩写为(　　)
   A. DVH
   B. BEV
   C. MLC
   D. TCP
   E. NTCP
3. 正常组织并发症概率的英文缩写为(　　)
   A. DVH
   B. BEV
   C. MLC
   D. TCP
   E. NTCP

4. EUD 是指（　　　）

    A. 生物等效剂量　　　　　　B. 平均剂量　　　　　　C. 最大剂量

    D. 最小剂量　　　　　　　　E. 处方剂量

5. 调强放疗计划的优化模型是参照（　　　）成像原理来设计的

    A. MRI　　　　　　　　　　B. 超声　　　　　　　　C. CT

    D. PET　　　　　　　　　　E. SPECT

6. Bortfeld 等研究的使用相对较少的步骤实现的误差在（　　　）

    A. 1%～2%　　　　　　　　B. 2%～3%　　　　　　C. 3%～5%

    D. 2%～5%　　　　　　　　E. 2%～4%

（四）多项选择题

1. 调强放射治疗系统的主要用途包括（　　　）

    A. 计算出各照射野的非均匀剂量分布

    B. 各个射野从不同的方向照射靶得正常组织的受照剂量最小

    C. 各个射野从不同的方向照射靶得靶区受到的剂量最大

    D. 可以按计划要求进行非均匀剂量分布照射的投照

    E. 将规则形状的剂量分布变为不规则以适应肿瘤靶区的形状

2. 逆向调强放射治疗计划的常见优化模常见优化方法有（　　　）

    A. 剂量为基础的优化方法　　　　　B. 临床知识为基础的优化

    C. 等效均质剂量为基础的优化　　　D. 人工经验为基础的手动优化方法

    E. TCP 或 NTCP 为基础的优化

3. 逆向调强放疗计划的实施方法主要有（　　　）

    A. 多个静态野的组合　　　　　　　B. 动态叶片调强技术

    C. 旋转调强技术　　　　　　　　　D. 螺旋断层放疗技术

    E. 三维适形放疗技术

4. 目前常用的剂量调强系统，包括（　　　）

    A. 补偿器　　　　　　　　　B. 楔形板、挡板　　　　C. 动态准直器

    D. 多叶准直器　　　　　　　E. 断层准直器

5. 调强放疗适合的常见肿瘤包括（　　　）

    A. 伴有锁骨上淋巴结转移的食管癌　　　B. 大体积的肺癌

    C. 鼻咽癌　　　　　　　　　　　　　　D. 多发肝癌

    E. 盆腔多发淋巴结转移

（五）简答题

  1. 简述调强放射治疗的定义。

  2. 实现调强放射治疗的主要系统有哪些？

  3. 简述常见的调强放射治疗的优化方法分类。

  4. 简述 MLC 调强三种不同的方式。

（六）问答题

  1. 请叙述调强放疗的原理。

  2. 以 EUD 为基础的优化方法的主要优势有哪些？

  3. 请叙述基于逆向计划系统的计算方法的分类及定义。

  4. 请叙述模拟退火算法的定义。

5. 请叙述模拟退火算法的基本原理。

四、练习题参考答案

（一）名词解释

1. 调强放疗：指通过使用束流调整和多叶光栅技术，每个照射角度下射野内剂量呈现非均匀强度分布，从而达到最优剂量分布的一种放疗技术。

2. EUD：为生物等效剂量，就是在实际放疗中用不均匀的剂量分布产生相同的细胞杀伤作用（引入均质概念）。

3. 旋转调强技术：指通过使用动态多叶准直器形成射野，同时以旋转机架的方式进行治疗，不同方向上的射束形状和强度不断动态变化实现射束强度调整。

（二）填空题

1. 射线权重　楔形板角度　射野方向

2. 剂量为基础的优化　临床知识为基础的优化　等效均质剂量为基础的优化　TCP 或 NTCP 为基础的优化

3. 多个静态野的生成　动态叶片调强技术　旋转调强技术

（三）单项选择题

1. A　　2. A　　3. E　　4. A　　5. C　　6. D

（四）多项选择题

1. ABCDE　　2. ABCE　　3. ABCD　　4. ABCDE　　5. ABCDE

（五）简答题

1. 答：调强放射治疗是指通过使用束流调整和多叶光栅技术实现在每个照射角度下非均匀强度分布的射野，从而达到最优化剂量分布的一种放射治疗技术。这是在三维适形放疗基础上发展起来的一种放疗方式。相对于三维适形放疗来说，其形成的剂量分布更加贴合肿瘤靶区的形状、肿瘤外的剂量跌落更加陡峭，已经成为肿瘤放疗中主流放疗手段之一。

2. 答：调强放射治疗至少需要两个系统。①放疗计划系统，计算出各照射野的非均匀剂量分布，各个射野从不同的方向照射靶得正常组织的受照剂量最小，靶区受到的剂量最大。②可以按计划要求进行非均匀剂量分布照射的投照系统。

3. 答：①剂量为基础的优化。②临床知识为基础的优化。③等效均质剂量为基础的优化。④TCP 或 NTCP 为基础的优化。

4. 答：多个静态野的生成、动态叶片调强技术、旋转调强技术。

（六）问答题

1. 答：调强放疗的原理是用不均匀强度分布的射野从大量不同的方向（或连续旋转）来治疗患者，这些被优化过的射野，可以使靶区受到高剂量照射，而使周围正常组织的受照剂量在耐受范围之内。治疗计划系统可将每个方向射野分成大量的小子野，各个子野的强度或权重由计划系统来确定。射野的优化过程即逆向计划设计过程，通过调整各子野的权重或强度，以满足预期剂量分布的要求。

2. 答：EUD 为基础的优化方法的主要优势有 3 点。①公式简单。②此公式既适用于肿瘤也适用于使用不同参数的危及器官。③与剂量-体积为基础的优化或其他生物指标为基础的优化不同，没有计划参数。与以剂量-体积为基础的优化相比较，EUD 为基础的优化能够产生相同的或更好的靶体积剂量覆盖，更好地保护 OAR。

3. 答：调强计划优化过程中根据求解途径的不同，基于逆向计划系统的计算方法可分为两大类。①解析法:积分方程的逆向求解,所运用的数学方法为反投影算法。实际上,这是 CT 重建算法的逆过程,该算法通过使用一维强度函数重建出二维图像。解析法不同于 CT 三维重建,为达到目标剂量分布,入射注量有可能出现物理上无法达到的负束流。②迭代法:迭代法优化算法是通过迭代调整分配给定的若干射线束子野的权重,以便最大限度地降低罚分函数的值,从而找到子野权重的最佳组合。在放疗计划的优化中,迭代算法的应用最为广泛。

4. 答:模拟退火,取名源自金属退火过程。金属退火的过程要缓解冷却,以免出现无定形状态,如果温度下降太快,会导致该状态的出现。在类似模拟退火过程中,由概率函数决定是否采纳罚分值的变化。

5. 答:模拟退火算法是蒙特卡罗算法的拓展,由 Metropolis 及其同事发明。该算法试图通过模拟相互作用的粒子行为找到最佳的解决方案,这些相互作用的粒子逐渐冷却,达到基态时可以维持热平衡。物理退火时,因整个系统加热,系统中的每个组成部分均具有更多的随机性。为此,每个变量都会暂时赋予一个假设值,这个假设值通常与能量无关,系统会寻找更高能量级的配置。该算法采用随机搜索,既可以接受目标函数减少的变化,也可以接受目标函数增加的变化。

(尹勇　巩贯忠　陶城)

第四章 放射治疗计划系统概述

一、学习目标

1. 掌握放疗计划系统的主要功能。
2. 熟悉放疗计划系统的主要步骤。
3. 了解常用放疗计划系统的主要功能。

二、重点和难点内容

1. 患者影像数据输入输出及可视化,断层面的轮廓应完整。对靶区病灶及很重要的敏感器官,扫描的层间距要小,最好 2~3mm,不超过 5mm,头部立体定向放射外科系统要能使最后一层到达头顶,体部立体定向放射外科要扫描包括完整的组织器官顺序扫描,不能重复扫描或反向回扫否则计算机会拒绝接受或重建后失真。

2. 治疗靶区和危及重要器官勾画。

3. 治疗计划系统可以对定位 CT 做组织电子密度自动修正,可以精确进行挡块、多叶准直器、独立光栏、不规则射野、动态楔形野、固定野调强、多弧非共面旋转野或多个非共面固定野等复杂计划设计,并进行剂量计算。

4. 计划设计的自动化和优化功能,物理师根据医生的要求设定优化条件,放疗计划系统软件通过逆向设计,实现各治疗参数的优化组合。

5. 剂量显示和计划评估,放疗计划系统可以显示靶区内的标称剂量、平均剂量、最大剂量、最小剂量、参考点剂量,用剂量-体积直方图等剂量评估。

6. 放射生物效应评估模型,可以进行 TCP 和 NTCP 的评估。

7. 基于模型或基于先验知识的自动计划利用预设模型中的先进经验来加速放疗治疗计划设计的过程。

8. 剂量计算的模型。

9. 图像的形变配准,形变图像配准算法提供一个形变场,使用形变场可以把目标图像上的体素映射到对应位置参考图像上。

10. 自适应放疗,利用多次的影像学来弥补治疗过程中出现的解剖差异,通过每天或间隔几天采集治疗图像,发现患者的肿瘤增大或消退,靶区和危及器官位置关系发生变化,需要及时更新治疗计划。

11. 多目标优化,医生在治疗前均会针对该患者提出一系列的目标要求,如靶区的剂量,周围多个器官的限量等作为物理师制订治疗计划的依据。多目标优化模块提供了一个优化的治疗计划路径,不需要物理师反复调整优化参数和权重,可以在几分钟内生成一系列治疗计划。

三、练习题

（一）名词解释

1. TCP 和 NTCP 评估
2. 多目标优化

（二）填空题

1. 放射治疗计划系统可以对定位 CT 做_____自动修正,可以精确进行_____、独立光栏、_____、_____、固定野调强、多弧非共面旋转野或多个非共面固定野等复杂计划设计。

2. 放疗计划系统可以显示靶区内的标称剂量、_____、_____、最小剂量、参考点剂量、用剂量-体积直方图等进行剂量评估。

（三）单项选择题

1. 放射治疗计划系统是放射治疗过程的重要组成部分,其主要功能**不包括**(　　)。
   A. 患者影像数据输入
   B. 治疗靶区和危及器官勾画功能
   C. 多模态影像融合功能
   D. 三维影像显示功能
   E. 胶片打印功能

2. 下面英文缩写为射野束观的是(　　)
   A. CPV
   B. TCP
   C. NTCP
   D. REV
   E. BEV

3. Eclipse 的 RapidPlan 功能优势**不包括**(　　)
   A. 提高放射治疗计划的一致性
   B. 减少计划设计时间,提高工作效率
   C. 无须剂量师参与可以直接进行放疗计划设计
   D. 使临床应用、放疗信息化操作过程标准化、流程化
   E. 并进一步降低差错事故的发生

（四）多项选择题

1. TPS 一般配置的工作流程主要包括(　　)
   A. 感兴趣区的勾画(危及器官及肿瘤靶区)
   B. 放射治疗计划的设计(射野物理参数的设置)
   C. 放射治疗计划的优化(满足临床放疗剂量的需求)
   D. 放射治疗计划剂量计算(用不同的剂量计算方法完成放射剂量的计算)
   E. 放射治疗计划验证计划的生成(生成验证计划以便进行剂量验证)

2. 目前常用的剂量计算模型有哪几个(　　)
   A. 三维卷积 CCC
   B. Acuros XB
   C. 蒙特卡罗算法
   D. AAA 模型
   E. 笔形束

3. 目前常用的商业版计划系统有哪些(　　)
   A. Eclips
   B. Pinnacle
   C. Raystation
   D. Monaco
   E. Mosaiq

（五）简答题

1. 什么是放疗计划系统?

2. 三维治疗计划系统的主要功能是什么?

3. 简述计划系统中后备计划系统的意义。

4. 自动计划的意义是什么?

（六）问答题

1. 什么是自适应放疗?

2. 影像的形变配准的意义是什么?

四、练习题参考答案

（一）名词解释

1. TCP 和 NTCP 评估:计划系统可用推荐的 α/β 值,应用线性二次模型和标称标准剂量,给出供参考的放射生物效的肿瘤控制概率和供参考的正常组织并发症概率。

2. 多目标优化:医生在治疗前均会针对该患者提出一系列的目标要求,如靶区的剂量,周围多个器官的限量等作为物理师制订治疗计划的依据。多目标优化模块(MCO)提供了一个优化的治疗计划路径,不需要物理师反复调整优化参数和权重,可以在几分钟内生成一系列治疗计划。

（二）填空题

1. 组织电子密度　多叶准直器　不规则射野　动态楔形野

2. 平均剂量　最大剂量

（三）单项选择题

1. E　　2. E　　3. C

（四）多项选择题

1. ABCDE　　2. ABCD　　3. ABCD

（五）简答题

1. 答:放疗计划系统是一套具有完整硬件配置,完善的软件功能,适合放射治疗临床要求的一套专用的计算机系统。

2. 答:放射治疗计划系统是放射治疗过程的重要环节,一般都包含以下功能:患者影像数据输入;治疗靶区和危及重要器官勾画功能;多模态影像融合功能;三维影像显示功能;计划设计功能;计划评估功能;放射计划输出功能;计划报告生成功能;计划质控;计划数据的备份与恢复等功能。

3. 答:后备计划使用一个剂量模仿函数来复制给定集合的 DVH 分布,可用于不同治疗机器和治疗类型,包括质子计划和 TOMO 计划(可以使用三维适形、静态调强或者容积调强来实现)。当计划被批准以后,基于之前创建的协议可以自动地生成后备计划。由于是全自动的计划模块,此操作过程中不需要人进行交互性的操作。

4. 答:自动计划功能提高放射治疗计划的一致性,减少计划设计时间,提高工作效率;临床应用、放疗信息化操作过程标准化、流程化,进一步降低差错事故的发生;减少新员工的培训时间;突破低年资物理师临床经验的局限性,扩展 IMRT 和 VMAT 等先进治疗技术的临床应用。

（六）问答题

1. 答:自适应放疗是一种治疗方法,它利用多次的影像学来弥补治疗过程中出现的解剖差异,通过每天或间隔几天采集治疗图像,当发现患者的肿瘤增大或消退时,靶区和危及器官位置关系发生变化,需要重新进行计划,治疗计划系统在整个方法中占有非常重要的作用。关于自适应计划根据实施的方法,分为三个的级别:①通过治疗设备的影像引导,在患者治疗前,根据每天获取的影像对患者进行治疗体位修正。②剂量追踪模块下,通过计算基于日常影像的分次剂量,可以评估患者在治疗过程中实际的分次剂量,同时可以把分次剂量映射到计划图像上产生形变剂量,然后进行形变剂量的叠加,得到累加剂量,最后通过评估累加剂量来评价治疗计划是否成功执行。③在剂量追踪过程中,基于收集影像和剂量学信息,可以评估是否需要修改治疗计划。例如,考虑到实际的照射剂量和当前患者的几何结构,是否要修改自适应的放疗计划。

2. 答:形变图像配准算法提供一个形变场,使用形变场可以把目标图像上的体素映射到对应位置参考图像上。在治疗计划系统中提供形变图像配准算法,解除不同系统之间进行传输和数据转移的负担。在放射治疗的很多过程中,形变图像配准模块是很有用的,包括轮廓勾画,剂量的映射和剂量的追踪和自适应治疗。

(1) 形变配准算法可以把轮廓从一幅图像映射到另外一幅图像上。

(2) 形变算法可以实现把剂量从一幅图像上映射到另外的一幅图像集。

(3) 在多个锥形束 CT 数据上计算剂量,根据形变场该剂量可以映射返回到初始的计划 CT 图像上,用于计划的 DVH 评估分析。

(4) 在自适应计划和基于图集的勾画方面,形变配准起到非常大的作用。

(何侠　张伟)

第五章　放射治疗计划评估

一、学习目标

1. 掌握放射治疗计划评估的方法。
2. 熟悉物理学剂量方面评价指标。
3. 了解生物学剂量指标。

二、重点和难点内容

（一）放射治疗计划的评估

重点和难点：合格的放疗计划要求、放疗计划评估。

1. 合格的放疗计划要求　一个能用于临床治疗的合格放射治疗计划,既要保证肿瘤区域足够剂量的照射,同时肿瘤周围正常组织器官的受照剂量应在合理可控的范围之内。

2. 放疗计划评估　主要从物理学剂量和生物学剂量两个方面考量。物理学剂量包含有点剂量、平面剂量、体积剂量、靶区剂量适形度、靶区内剂量均匀性等。生物学剂量包含有肿瘤控制率、正常组织并发症概率、等效生物剂量等。

（二）基于物理学剂量的计划评估

重点和难点：三维放疗计划的评估、DVH 的定义、显示方式及临床应用显示、计划评估需要的物理学参数。

1. 平面剂量分析

（1）等剂量曲线是各层面上所有具有相同剂量的点连接起来构成的曲线。

（2）三维放疗计划的评估应从横断面、矢状面以及冠状面三个方向上,进行综合分析评估,观察各方向上相应的等剂量曲线对各定义靶区或危及器官的覆盖包绕情况、肿瘤靶区内剂量分布的均匀性、有无剂量的冷点与热点等。三维适形计划,剂量分布不均匀性比调强放疗大,冷点和热点限制可以适当放宽,但仍然要严格限定重要危及器官周围的热点。

2. 剂量体积分析

（1）微分 DVH 是以等剂量区间的形式,显示在特定剂量区间内接受剂量的体积元总数,直接体现各个剂量区间的绝对或相对体积。

（2）积分 DVH 是指大于或等于某一个给定剂量值的体积趋势图,其纵轴代表了接受大于或等于横轴所指示剂量的绝对体积或者相对体积。

（3）微分 DVH 图能显示剂量分布的均匀度,有利于评价靶区剂量均匀性。微分 DVH 图还能显示指定体积单元受到某一剂量的照射,有助于了解组织器官受照体积与剂量间的相对关系。

积分 DVH 图可直观评估危及器官接受某一剂量的照射体积,还能定量显示靶区表面剂量分布情况。

3. 剂量体积直方图的临床应用和局限

(1) DVH 图可用来检查靶区剂量是否足够,均匀性是否良好,以及邻近正常组织的热点程度和热点值。但由于 DVH 图没有空间概念,没法给出热点或冷点的空间位置以及范围、数量等。

(2) DVH 图也不能体现射野分布情况、治疗床角度和机架角等,所以在评估时 DVH 图必须与其他临床信息,特别是反映空间位置的资料进行综合考量。

(3) DVH 图纵坐标可用绝对体积或相对体积,应注意如果用相对体积,那么要勾画出整个的参考体部结构,要求 CT 层面包含整个器官。对串行器官来说,我们更关心的是它受量的绝对体积有多少。

4. 计划评估物理剂量学参数

(1) 靶区的处方给量:ICRU83 号报告推荐是至少 98%靶区体积达到处方量。

(2) 靶区最大剂量:计划靶区内的最高剂量。大于或等于 $2cm^2$(直径 1.5cm)时,临床上才认为有意义。面积小于 $2cm^2$ 时,临床上不考虑其影响。但对于较小的器官,比如晶状体、视神经、喉等,小面积也必须予以关注。一般用 2%体积受照剂量来描述最大剂量。

(3) 靶区最小剂量:计划靶区内最低剂量。不能低于治疗区的剂量。

(4) 靶区平均剂量:计划靶区内均匀分割的剂量矩阵内的剂量平均值,代表了组织中的局部能量的吸收,而且与生物效应相关。

(5) 冷剂量区:通常是指计划靶区内低于处方剂量 5%的范围。

(6) 热剂量区:通常是指计划靶区内高于处方剂量 7%的范围,不能落在靶区周围的重要的器官上,比如大血管、脊髓、神经等。

(7) 适形指数:靶区 PTV 与包绕 PTV 的剂量线体积之间的比值,反映了剂量线和靶区 PTV 的符合程度,CI 值为 1 说明剂量线和靶区完全重合,是最理想的。由于受到各种条件限制,基本上不可能达到。IMRT 适形度通常优于 3DCRT。

(8) 均匀性指数:不同的学者有不同计算方法,目前比较常用的是 ICRU 83 号报告的推荐定义,HI 数值越小说明靶区剂量越均匀。

(9) 体积剂量参数:靶区或危及器官全部或部分体积受到的照射量。ICRU 83 报告中 $D_{98\%}$ 表示的是 98%的靶区体积所受到的照射量。

(10) 剂量体积参数:靶区或危及器官接受大于或等于某一剂量的体积。并行器官 ICRU 83 报告推荐平均剂量(D_{mean})和剂量体积(V_D),如肺 V_{20},表示的就是肺部受量超过 20Gy 的体积。而串行器官 ICRT 83 报告推荐最大剂量(D_{max})和 2%体积的受照剂量($D_{2\%}$),应勾画完整器官,否则应特别说明。

(三) 基于生物学剂量的放疗计划评估

重点和难点:常用的生物学参数、常规分割和大分割时危及器官的限量区别。

1. 常见生物学参数概念

(1) 肿瘤控制率:TCP 指肿瘤得到控制的概率,是肿瘤所受到照射剂量和肿瘤体积的函数。

(2) 正常组织并发症概率:NTCP 指正常组织经过一定剂量照射后,一段时间内发生放射性并发症的概率,同样也是所受照射剂量和体积的函数。达到 95%的肿瘤控制概率所需要的剂量,通常定义为肿瘤致死剂量,即 TCD95。

(3) 等效均质剂量:EUD 的概念是由 Niemikerko 在 1997 年提出来的,描述的是会造成与实际吸收剂量分布相同的生物学反应或临床效应的均匀吸收剂量。它最初是一个基于生物学的量。EUD 与所有的生物学参数一样,在没有完全确认所有参数的正确性之前,要谨慎使用。

2. 常规分割和大分割放疗危及器官限量区别　评估危及器官时,首先应确定危及器官的优先次序,并严格遵守各器官的限量,其次常规分割时,器官限量可查找临床正常组织效应定量分析表,而大分割方案时,器官限量可参考美国医学物理学家协会(AAPM)TG-101。当然也可以查阅最新的临床试验方案内的危及器官限量,如 RTOG 相关的临床试验方案。由于这些剂量限制是基于每次分割剂量确定情况下,因此换算为等效生物剂量,再确定合适的剂量限值更重要。

(四)计划设计和计划评价

重点和难点:计划设计临床剂量学要求、放疗计划评价阶段。

1. 计划设计临床剂量学原则

(1)肿瘤剂量准确。

(2)肿瘤区域内剂量分布尽量均匀。这一点 SBRT 不同,SBRT 要求肿瘤外的剂量快速跌落,最大限度地降低对正常组织的损伤,对剂量均匀性要求不高。

(3)计划的照射野设计应该尽量提高治疗区域内的剂量,降低正常组织的剂量。

(4)保护肿瘤周围的正常组织。

2. 放疗计划综合评价三个阶段

(1)计划设计阶段总体包含五个方面:①根据肿瘤深度选择合适能量的射线,根据靶区位置及周围危及器官等选择合适照射技术。②一般射野中心点定在靶区内、体表相对固定的地方。③照射野方向、照射野数的选择是否合理。④计划系统的剂量计算方法、计算区域以及高低密度区域修正等。⑤调强计划设计时选择合理的剂量优化法、最小子野跳数与面积等。

(2)完成后剂量评价阶段剂量有无满足临床要求,包括物理剂量学和生物剂量学。

(3)计划实施阶段任何一个放疗计划无论设计如何完美,在患者投照前需要进行剂量验证,验证通过之后才能实施。放疗计划最终执行的难易程度,也直接影响患者最终接受的照射剂量,从而影响疗效。如果一个理论上非常完美的计划没法具体实施,也是没有临床实际意义的。

三、练习题

(一)名词解释

1. 适形指数(conformity index,CI)

2. 肿瘤致死剂量(TCD)

3. 等效均质剂量(EUD)

(二)填空题

1. 一个能用于临床治疗的合格放射治疗计划,既要保证足够剂量_____的照射,同时肿瘤周围的_____受照剂量应在合理可控的范围之内。

2. 准确有效地评估放射治疗计划,主要从_____和_____两个方面考量。

3. 三维放疗计划的评估,应从_____、_____、_____三个方向上,进行综合分析评估。

(三)单项选择题

1. 评价治疗方案的方法有(　　)

　　A. 照射野内射线束路径显示　　　　B. 三个面的等剂量曲线分布　　　C. 三维剂量分布

　　D. 体积-剂量直方图　　　　　　　E. 以上各项

2. 以下关于 DVH 图的描述,**不正确**的是(　　)

　　A. 是评估计划设计的有力工具

B. 能显示靶区或危及器官中高低剂量区的位置

C. 有积分 DVH 图和微分 DVH 图两种表达形式

D. 表示有多少靶体积或危及器官受到多高剂量的照射

E. 计划评估中必须同时适用 DVH 图和等剂量分布

3. 在临床放射治疗计划中关于等效生物剂量的考虑,下面说法**不正确**的是(　　)

A. 在进行等效生物剂量换算时,要根据肿瘤本身的生物学规律选择合适的数学模型

B. 改变常规治疗计划时应该保持相等生物效应所需的总剂量

C. 当放疗不良反应导致治疗中断时间较长,要根据肿瘤生物学规律重新评价生物效应剂量

D. 当放疗不良反应导致治疗中断时间较长,仍可按照原计划进行

E. 不同阶段放射治疗等效生物剂量可以直接相加

(四)多项选择题

1. 计划评估物理剂量学参数有(　　)

A. 靶区的处方给量　　　　B. 靶区最大剂量　　　　C. 靶区最小剂量

D. 靶区平均剂量　　　　E. 适形指数

2. 计划设计临床剂量学原则有(　　)

A. 肿瘤剂量准确

B. 肿瘤区域内剂量分布尽量均匀

C. 计划的照射野设计应该尽量提高治疗区域内的剂量,降低正常组织的剂量

D. 保护肿瘤周围的正常组织

E. 正常组织剂量越低,疗效越好

(五)简答题

1. 什么是等剂量曲线、剂量体积直方图?

2. DVH 图临床运用中有什么优缺点?

3. 简述计划设计临床剂量学四原则。

(六)问答题

评价一个放疗计划主要从哪几个方面考虑?

四、练习题参考答案

(一)名词解释

1. 适形指数(conformity index,CI):CI 是靶区 PTV 与包绕 PTV 的剂量线体积之间的比值,反映了剂量线和靶区 PTV 的符合程度。

2. 肿瘤致死剂量(TCD):达到 95% 的肿瘤控制概率所需要的剂量,通常定义为肿瘤致死剂量(tumor control dose,TCD),即 TCD95。

3. 等效均质剂量(EUD):EUD 的概念是由 Niemikerko 在 1997 年提出来的,描述的是会造成与实际吸收剂量分布相同的生物学反应或临床效应的均匀吸收剂量。

(二)填空题

1. 肿瘤区域　正常组织

2. 物理学剂量　生物学剂量

3. 横断面　矢状面　冠状面

(三)单项选择题

1. E　　2. B　　3. D

（四）多项选择题

1. ABCDE　　2. ABCD

（五）简答题

1. 答：等剂量曲线是把每一层面上所有具有相同剂量的点连接起来构成的曲线。剂量体积直方图是目前用于放疗计划评估的一个最有力的工具。在三维计划系统中，剂量计算都是在三维网格矩阵中进行的，所以在 CT 显示出的剂量实际是三维网格矩阵单位等剂量分布的三维表示，因此就能够计算和表示出在某一个感兴趣的区域如靶区、重要器官的体积内有多少体积受到高剂量水平的照射。这种表示方法就是剂量体积直方图。简单地说 DVH 以图形化的二维格式总结了三维剂量分布，体现的是靶区或危及器官的受照剂量与体积之间的关系。

2. 答：在计划设计过程中，DVH 图可以被用来检查靶区的剂量是否足够，靶区剂量均匀性是否良好，以及邻近正常组织的热点程度和热点值。但是这个 DVH 图没有空间概念，没法给出热点或冷点的空间位置以及范围、数量等。靶区剂量的热点或冷点位置有些情况下是无关紧要的，比如说靶区的低剂量区在亚临床灶或可能侵犯的范围。但是，如果这个低剂量区在肿瘤原发灶区域就会导致肿瘤根治剂量不足，增加了复发的可能性。另外，DVH 也不能体现射野排布的复杂性、治疗床和机架角等，所以 DVH 图不应单纯地作为一种评估方法，还必须与其他的一些评价手段结合以综合利用，尤其是那些给出空间位置信息的方法。

3. 答：①肿瘤剂量要准确。②肿瘤治疗区域内，剂量分布要均匀。③计划的照射野设计应该尽量提高治疗区域内的剂量，降低正常组织的剂量。④保护肿瘤周围的正常组织。

（六）问答题

答：评价一个放疗计划的优劣需要综合考虑，主要有：①计划设计阶段。需要根据肿瘤深度情况选择合适能量的射线，靶区的位置及周围的危及器官等综合因素选择合适照射技术射野中心的选择；一般需要把射野中心点定在靶区内、体表相对固定的地方；照射野方向、照射野数的选择是否合理；放疗计划系统本身的剂量计算方法、计算区域以及高低密度区域修正；在进行调强计划设计的时候选择的剂量优化方法、最小子野的跳数、面积等。②计划完成后剂量评价阶段。放疗计划的剂量有无满足临床要求，其中有物理剂量方面也有生物剂量方面。③计划实施阶段。任何一个放疗计划无论在计划系统上显示的有如何完美都是不够的，在投照到患者身上前时需要提前进行放疗计划的剂量验证，验证通过之后才能实施。一个放疗计划最终执行的难易程度也是直接影响到患者最终接受的照射剂量，从而影响患者的疗效。如果一个理论上非常完美的计划没法具体实施也是没有临床实际意义的。

（何侠　蒋明华）

第六章　放射治疗计划系统质量保证与控制

一、学习目标

1. 掌握调强计划验证。

2. 熟悉计划系统的临床测试。

3. 了解加速器剂量学数据采集。

二、重点和难点内容

重点和难点:加速器剂量学数据采集、计划系统临床测试、调强计划验证。

(一)加速器剂量学数据采集

加速器剂量学数据主要分为深度和剖面剂量分布、输出因子、多叶准直器(MLC)穿透因子和其他因子。

(二)计划系统的临床测试

1. 放射治疗计划系统验收

(1) 基于图像定义患者的解剖结构。

(2) 描述多叶准直器形成复杂射野的开口形状。

(3) 三维剂量计算算法。

(4) 计划评估工具。

(5) 剂量体积直方图。

2. 轮廓勾画的几何验证

(1) 目的:验证计划系统轮廓勾画的几何重建性能。

(2) 方法:用输入计划的 CT 扫描横断面图像与原模体轮廓进行比较。

(3) 标准:偏差范围一般≤2mm。

3. 计划系统 CT 值到相对电子密度转换的验证

(1) 目的:确定并修改计划系统中使用的 CT 值到相对电子密度曲线。

(2) 方法:使用现有的 CT 来扫描体模,扫描条件应每次相同(X 射线管电压、FOV、CT 图像重建核、扫描层厚和层距等)。随后模体影像导入计划系统中,利用计划系统勾画各种选定的非均质材料、水和空气等,勾画时感兴趣区的平均直径应在嵌入物的 0.5 倍半径附近,不应选在嵌入物的边缘,勾画完成后,读取其平均 CT 值。

(3) 要求:CT 值与原 CT 值的偏差<±20。

4. 坐标系统

（1）准直器：普通直线加速器一般有两个方向的二级准直器，分为 X 方向和 Y 方向。每一方向为一对准直器，其运动方向有正负之分。

（2）机架旋转：以面对机架为例，机架旋转从 0° 至 359° 一般为顺时针方向。

（3）治疗床：普通三向平移治疗床的左右、上下和头脚方向规定为 X、Y 和 Z 方向。首先要核对方向规定的匹配性。其次要核对每个方向的正负性。

5. 附件系统

（1）楔形板

1）外挂式楔形板：需逐一测试每块楔形板的有效性和方向性。

2）内置楔形板：一楔多用或动态楔形板：可用胶片、二维水箱等采用剂量学方法进行验证。

（2）电子线限光筒：逐一测试每个筒的有效性，以及限光筒-能量-准直器大小三者的匹配性。

（3）光距尺：使用固体水或类似物体，获取 CT 图像后在 TPS 中建立摆位坐标系，将机架设为 0°、90° 与 270° 或类似角度。然后进行实际摆位以核对三个方向射野的光距尺吻合度。

6. 剂量学测试 计划系统物理模型验收时，选取 40cm×40cm×40cm 等效水模体对 TPS 计算点剂量进行检测。实际剂量测量时，选取三维的水箱对点剂量进行测量，和 TPS 计算的点剂量进行比对。

（1）光子线点测试验证内容

1）深度剂量。

2）总散射因子。

3）开野离轴剂量。

4）多叶准直器。

5）非均匀模体。

6）符合度（误差）。

7）二维剂量分布。

（2）电子线：电子线临床测试的内容和步骤，与光子线相似，主要为深度剂量和输出因子。

（三）调强计划验证

调强计划评估完成并确认后，需要对计划执行的精确性和安全性进行验证和监测。个体化 QA 分为执行前验证（离体验证）和治疗中验证（在体验证）。常用验证方法有点验证、胶片和探头阵列。

1. 点剂量验证

（1）点剂量验证亦称 0 维验证，通常采用电离室及相应模体进行测量。有效体积过大（≥ 0.6cm³）或过小（≤ 0.01cm³）都不适用于 IMRT 计划的验证。

（2）电离室在测量中位置的选择对结果影响非常显著，电离室应置于剂量变化梯度较小的位置。

（3）电离室存在体积效应、侧向电子失衡效应等，在 IMRT 计划验证中可以使用金刚石探头。此种探头没有光子线的能量依赖性和上述效应，并且测量体积极小，分辨率高，可用于高剂量变化梯度区域。

（4）IMRT 计划移植到模体上，然后计算剂量分布。在移植模体后，建议根据靶区形状特点适当调整测量点的位置，一般使测量点位于靶区内部，剂量变化梯度小的位置，IMRT 计划的点验证可以将射野全部置为零度，也可以实际角度测量。靶区外危及器官、半影区等低剂量高梯度位置的剂量验证不建议使用点验证，应该使用胶片进行验证。点剂量的测量一般是配合胶片共同进行验证。

2. 二维剂量验证

（1）胶片在高剂量区和低剂量区都有很好的可靠度，并且由于胶片分辨率高，也适用于在高剂量变化梯度区域及半影区测量。

（2）电子射野影像系统是一种易于操作控制的位置验证工具。其信号分辨率较高，测量效果堪比胶片。

（3）二维探头矩阵根据探头性质分为电离室矩阵和半导体矩阵。

3. 三维剂量验证

（1）COMPASS 系统是将 MatriXX 矩阵固定于机头，使之始终垂直于射束，连续收集射束信号。然后将测量的 MLC/剂量移植到患者计划 CT 中重建并与 TPS 计算结果进行比较。

（2）ArcCheck 系统是将半导体探头以纵向螺旋状排布与圆形模体表面。当机架旋转至任一探头正上方时，探头都垂直于射束。

4. AAPM TG218 报告建议

（1）建议采用实际治疗角度进行测量验证，不应该再使用归一角度测量。

（2）每次测量前要对加速器进行剂量刻度。

（3）评估方式为绝对剂量，不采用相对剂量。

（4）全局误差 γ 通过率(3%/2mm，10%)≥95%。

（5）每个靶区及危及器官进行 DVH 的 γ 值分析。

（6）当出现误差超过限制时，要对该计划进行复核检查。

三、练习题

（一）名词解释

1. AAPM

2. EPID

（二）填空题

1. 为保证放疗安全及疗效达到一定的公认水准，在整个放疗过程中需贯穿执行_____与_____。

2. 轮廓勾画的几何验证测试目的是验证计划系统轮廓勾画的几何重建性能，用输入计划的CT 扫描横断面图像与_____进行比较。

3. 电子线临床测试的内容和步骤，与光子线相似，主要测试_____和_____。

4. 个体化 QA 分为和治疗中验证，常用验证方法有_____、胶片和_____。

5. 点剂量验证亦称，通常采用_____及_____相应模体进行测量。

6. 目前商用二维探头矩阵发展已经比较成熟，根据探头性质分为_____和_____。

7. IMRT 计划验证常用分析方法有_____和_____两种方法。

（三）单项选择题

1. CT 值到相对电子密度转换的验证的容差范围是( )

  A. ±5   B. ±10   C. ±15

  D. ±20   E. ±25

2. 方野和矩形野中心数据的允许误差为( )

  A. ±1%   B. ±2%   C. ±3%

  D. ±4%   E. ±5%

3. IMRT 计划验证中全局误差 γ 通过率标准判断及处置**有误**的为(　　)
   - A. (3%/2mm,10%)≥95%
   - B. (3%/2mm,10%)≥90%
   - C. 对于 γ 值最大点或大于 1.5 倍(4.5%/3mm,10%)需要每个点分析检查
   - D. 归一点选在最大剂量的 90% 的低剂量梯度的区域,剂量阈值设置为 10%
   - E. 通过率较低时可以先行放疗后期再寻找原因

4. 计划系统中通用的加速器坐标系标准是(　　)
   - A. IEC Varian
   - B. IEC Eelekta
   - C. IEC tomo
   - D. IAEA 398
   - E. IEC 61217

(四)多项选择题

1. AAPM 在 2016 年发布了 TG218 报告,建议建立一致的 IMRT 质控标准,治疗前应该核查患者的治疗信息,包括(　　)
   - A. 患者的治疗计划
   - B. QA 计划的传输
   - C. 大机架,准直器,治疗床
   - D. MLC 位置 &MLC 序列
   - E. 机器 MU 数等

2. TPS 的验收内容主要包括(　　)
   - A. 基于图像定义患者的解剖结构
   - B. 描述多叶准直器形成复杂射野开口形状
   - C. 三维剂量计算的算法和计划评估工具
   - D. 剂量体积直方图
   - E. 其他国际公认的指标

3. 非均匀模体都有(　　)
   - A. catphan 600D
   - B. CIRS 的胸部模体(Model 002LFC)
   - C. 三维水箱
   - D. 固体水
   - E. CIRS 62 模体

4. 三维剂量验证设备有(　　)
   - A. Compass
   - B. ARCKECK
   - C. DELTA4
   - D. 胶片
   - E. Epid

5. 计划系统中机械测试的主要包括(　　)
   - A. 准直器
   - B. 大机架
   - C. 治疗床
   - D. 楔形板
   - E. 限光桶

6. 加速器应用于临床前需要采集(　　)等临床数据
   - A. 百分深度剂量
   - B. 离轴比
   - C. 输出因子
   - D. MLC 透射因子
   - E. 放射源尺寸

(五)简答题

1. 放射治疗的治疗控制和治疗保证的意义是什么?
2. 临床的非均匀模体的非剂量测试主要包括什么?
3. 计划系统 CT 值到相对电子密度转换如何验证?
4. 计划系统的临床验收相关的国际标准报告主要有哪几个?

(六)问答题

1. LC 的测试包括什么内容?

2. 患者的 IMRT 计划验证的意义是什么？

3. 患者 IMRT 的计划验证结果分析方法是什么？

4. AAPM TG218 报告提出哪些新建议？

四、练习题参考答案

（一）名词解释

1. AAPM：美国医学物理学家协会（American Academy of Pain Medicine）。

2. EPID：电子射野影像系统（EPID）是一种易于操作控制的位置验证工具，分辨率高。

（二）填空题

1. 质量保证 质量控制

2. 原模体轮廓

3. 深度剂量 输出因子

4. 点验证 探头阵列

5. 0 维验证 电离室

6. 电离室矩阵 半导体矩阵

7. 吻合距离 γ

（三）单项选择题

1. D 2. B 3. E 4. E

（四）多项选择题

1. ABCDE 2. ABCDE 3. ABE 4. ABC 5. ABCDE 6. ABCD

（五）简答题

1. 答：质量保证与控制是要保证在治疗过程中的服务和疗效达到一定的公认水准，是指经过周密设计和实施的一系列必要的措施，以保证放射治疗的整个服务过程中的各个环节按照标准，使治疗得以安全正常无误执行。随着技术的进步，对加速器的 QA&QC 不断提出新的课题。放疗实施全程中的任一偏差都会引起精确放疗方面的疗效不确定性，甚至造成治疗失败和医源性事故。所以制订严格 QA&QC 流程和标准，将这些偏差控制在一定范围内对疗效是至关重要的。

2. 答：①轮廓勾画的几何验证。②计划系统 CT 值到相对电子密度转换的验证确定。

3. 答：确定并修改计划系统中使用的 CT 值到相对电子密度曲线。体模应当使用现有的 CT 来扫描，扫描条件要保持每次相同（X 射线管电压、FOV、CT 图像重建核、扫描层厚和层距等）。模体上给出 CT 扫描时插孔的标号，以及经制造商确认的电子密度参考插件推荐摆放位置。把模体影像导入计划系统中，利用计划系统的勾画功能，勾画出各种选定的非均质材料、水和空气等，勾画时，感兴趣的平均直径应在嵌入物的 0.5 倍半径附近，不应选在嵌入物的边缘，勾画完成后，读取其平均 CT 值，看 CT 值是否与原 CT 值有 ±20 的偏差。如果偏差较大，且 CT 重新校准后无法消除，就要将新的 CT 值的 RED 数据输入计划系统中。

4. 答：①TG53 号报告和 IAEA430 报告。②IAEA-TECDOC-1583 或者《YY/T 0895—2013 放射治疗计划系统的调试典型外照射治疗技术的测试》。③AAPM TG119 号报告和《YY/T 0889—2013 调强放射治疗计划系统性能和试验方法》。

（六）问答题

1. 答：精确放疗与 MLC 的使用密不可分，虽然不同型号的 MLC 的参数都是给定值，但临床测试中应包含 MLC 与剂量学有关的重要参数的测试，主要为端面效应和穿透因子的测量。在一定测量条件下,选择不同 MLC 开野尺寸,注意使准直器退至 MLC 端面后。比如将准直器大小设为 20cm×20cm,选择 MLC 开野为 5cm×5cm、10cm×10cm、15cm×15cm,测量比较中心点剂量一致性。然后设计 MLC 开野为类圆形,月牙形及不规则形,进行测量比较。偏心野即 MLC 开野仅在某一象限也是有必要进行测量的。MLC 透射较难测量,推荐使用胶片或小体积电离室。设计 MLC 叶片,使一侧叶片全部超过对侧准直器形成毕野,即叶片对间的缝隙不在准直器开野内,此时出束 1 000MU 并测量。然后在准直器大小不变情况下将 MLC 全部退至开野外,出束 100MU 并测量。开野测量数值乘以 10 倍后被毕野测量值除即为穿透因子。对于 IMRT,应该使用胶片和小体积电离室进行小野测量,例如 2cm×2cm 或 3cm×3cm。

2. 答:肿瘤精确放疗从定位到计划的执行均要求做到精确和执行无误。当计划制订完毕并确认后,需要对计划执行的精确性和安全性进行验证和监测。计划传输、执行等方面出现误差将会使治疗的精确性下降,甚至造成治疗失败。因此,计划验证是整个精确放疗过程中质控控制的重要一环。针对实际病例计划的验证可以称为个体化 QA,是保证每一个病例治疗效果的重要一环。而由于 IMRT 比 CRT 在实施要求方面复杂很多,所以以往周期性简单测试已经不能满足个体化 QA 的要求。个体化 QA 可分为执行前验证(即离体验证)和治疗中验证(即在体验证)。

3. 答:IMRT 计划常用分析方法有 DTA 和 γ 两种方法。DTA 法适用于高剂量低梯度或低剂量低梯度区域的分析;γ 法兼顾了剂量和梯度因素,以用于分析 IMRT 整体剂量分布。无论是 DTA 法还是 γ 法,均有差别允许范围,比如 2%/2mm、3%/3mm、4%/4mm 等。对于同一验证结果,应该分别使用不同允许范围进行分析。另外可以采用变换允许范围组合来分析影响结果的因素,比如使用 3%/4mm 的结果好于使用 4%/3mm,那么说明剂量的位置偏差影响较大。

4. 答:AAPM 在 2016 年发布了 TG218 报告,建议建立一致的 IMRT 质控标准,治疗前应该核查患者的治疗信息,包括患者的治疗计划和 QA 计划的传输(大机架,准直器,治疗床,MLC 位置,MLC 序列,机器 MU 数)等。之前治疗验证的主要方式是将机架角度归一到 0°,测量合成结果,而在 TG218 报告中,建议采用实际治疗角度进行测量验证,不应该再使用归一角度测量。每次测量前要对加速器进行剂量刻度。剂量归一方式采用全局归一,归一点选在最大剂量的 90% 的低剂量梯度的区域,剂量阈值设置为 10%。评估方式为绝对剂量方式,不应采用相对剂量。全局误差 r 通过率(3%/2mm,10%)≥95%,处置界限为(3%/2mm,10%)≥90%,对于 γ 值最大点或大于 1.5 倍(4.5%/3mm,10%)需要每个点分析检查。每个靶区及危及器官进行 DVH 的 γ 值分析。当出现误差超过限制时,要对该计划进行复核检查,检查顺序是 QA 模体或验证装置位置,射束特性,MLC,TPS。剂量网格大小也是重要因素。

(汪琪　尹丽)

第七章 常见肿瘤的放疗计划设计及评估

第一节 胶 质 瘤

一、学习目标

1. 掌握胶质瘤放射治疗计划设计方法。
2. 熟悉颅脑胶质瘤靶区勾画及危及器官限量。
3. 了解颅脑胶质瘤放射治疗的治疗原则。

二、重点和难点内容

重点和难点:胶质瘤靶区和剂量、CT 定位、三维适形及逆向调强计划。

(一)靶区和剂量

GTV 定义分为低级别胶质瘤:MRI FLAIR/T2 加权像上的异常信号区域,总剂量 50~54Gy,单次分割量 1.8~2Gy;高级别胶质瘤:MRI T1 强化异常信号区域,总剂量 60~66Gy,单次分割量 1.8~2.0Gy。CTV 定义为 GTV 或/和术腔边缘外扩 1~2cm,总剂量 45~54Gy/25~27 次/5 周,单次分割量 1.8~2Gy。

(二)CT 定位

脑胶质瘤体位固定方式是选用具有良好塑形性的小型热塑面膜固定。大孔径 CT 定位时患者取仰卧位,平躺于头罩固定体架上,双上肢自然下垂平放于身体两侧,双腿并拢,全身放松。CT 增强扫描范围是自颅顶至第 4 颈椎下缘,扫描层厚一般为 3mm。

(三)三维适形计划

颅脑肿瘤放疗计划设计时首先观察靶区形状,注意靶区与危及器官的相互位置关系,计划设计时首先选择射野等中心位置,射野等中心默认在整个靶区的几何中心处,微调等中心位置使其体表投影位于较平坦位置,以便于摆位。胶质瘤的计划设计一般选用 5~7 个照射野,射线能量选用 6MV X 线,在计划设计时机架应选择避开晶状体、脑干等危及器官的射野角度,根据靶区与危及器官的相应位置关系,可以通过旋转床角进行非共面照射以保护危及器官。射野权重设置时应以照射正常脑组织较少的切线野为主,在局部剂量不足或剂量较高的区域增加小野来中和整个靶区内的热点及冷点,可以提高靶区的适形度及均匀性。

(四)逆向调强计划

脑胶质瘤逆向调强计划设计一般选用 6~7 个照射野,偏心性肿瘤可适当减少照射野数目,根据肿瘤的具体位置进行适当的调整,并且注意射野角度不能对穿。逆向计划中通常使用 B-P

来限制靶区之外的正常组织受照剂量,设定计划优化 NTO 值,此值代表靶区之外剂量随距离跌落的程度。给予 PTV 和危及器官合理的优化条件进行反复优化迭代。在使 PTV 达到处方剂量的同时尽量降低危及器官及正常组织的受照剂量,计划过程中需要通过观察优化目标 DVH 图及横断面剂量分布图,反复调整优化目标值或优先权值,使最终优化结果达到最佳目标。

三、练习题

（一）填空题

1. 胶质瘤靶区勾画需参考术前和术后_____的影像资料,以图像为主要依据。

2. 高级别胶质瘤 GTV 为强化后的 MRI T1 加权像显示的术后残留肿瘤和/或术腔,CTV1 为 GTV 外扩_____cm。

3. 颅脑胶质瘤模拟定位常用的体位固定方式是_____。

4. 颅脑胶质瘤计划设计常用的射线能量是_____。

（二）单项选择题

A1 型题

1. **不属于**低级别胶质瘤术后放疗适应证的是(　　)
   A. 手术仅行活检　　　　　　　B. 手术切除不完全
   C. 术前影像学提示肿瘤跨中线　D. 完全切除的Ⅰ级星形细胞瘤
   E. 术后复发

2. 最常用于胶质瘤影像学诊断的是(　　)
   A. MRI　　　　　　　　B. CT　　　　　　　　C. X 线
   D. B 超　　　　　　　　E. PET-CT

3. 高级别胶质瘤术后残留,放疗剂量为(　　)
   A. 40~45Gy　　　　　　B. 45~50Gy　　　　　　C. 50~55Gy
   D. 55~60Gy　　　　　　E. 60~66Gy

4. **不属于**胶质瘤放疗危及器官的是(　　)
   A. 脑干　　　　　　　　B. 视神经　　　　　　C. 视交叉
   D. 上颌窦　　　　　　　E. 晶状体

5. 有关脑胶质瘤放疗**不正确**的是(　　)
   A. 精确放疗优于常规放疗　　　B. 射线能量越高,疗效越好
   C. 靶区勾画需参考术前 MRI　　D. 高级别胶质瘤放疗剂量较低级别胶质瘤高
   E. 胶质瘤术后放疗时间一般在 2~4 周

6. 颅脑胶质瘤模拟定位常用的体位固定方式(　　)
   A. 小型颅脑热塑面膜　　　　　B. 真空负压袋　　　　C. 体膜
   D. 头颈肩热塑面膜　　　　　　E. 不用固定

7. ECLIPSE 计划系统中下面放射技术计划方式**不设置** NTO 的是(　　)
   A. 共面逆向调强　　　　　　　B. 旋转调强　　　　　C. 三维适形
   D. 弧形照射　　　　　　　　　E. 非共面逆向调强

8. 颅脑胶质瘤计划设计常用的射线能量(　　)
   A. 10MV　　　　　　　　B. 15MV　　　　　　　C. 6MV
   D. 6MeV　　　　　　　　E. 10MeV

9. 胶质瘤逆向调强常用的射野数目为(　　)

A. 1~2个 B. 2~3个 C. 3~4个

D. 5~7个 E. 7~9个

10. **不属于**颅脑胶质瘤计划设计时常见的危及器官（ ）

A. 晶状体 B. 眼球 C. 脑干

D. 肺 E. 视神经

A2 型题

11. 患者,男性,56岁,颅内肿瘤术后3周,术后病理提示:胶质母细胞瘤 WHO Ⅳ 级,进一步的治疗方案是（ ）

A. 放疗 B. 化疗 C. 观察

D. 放化综合治疗 E. 中药治疗

12. 患者,女性,60岁,间变性星形细胞瘤,术后放疗靶区勾画需要考虑的因素**不包括**（ ）

A. 术前肿瘤大小 B. 术前肿瘤位置 C. 术后脑水肿情况

D. 患者体质 E. 是否化疗

（三）多项选择题

1. 下列关于高级别胶质瘤说法正确的是（ ）

A. 高级别胶质瘤术后均应放疗

B. 低级别胶质瘤术后均应放疗

C. 低级别胶质瘤术后残留不需要放疗

D. 高级别胶质瘤术后有残留应放疗

E. 低级别胶质瘤术后病理为星形细胞瘤应术后放疗

2. 颅脑胶质瘤常用的放射治疗技术（ ）

A. IMRT B. CRT C. VMRT

D. 电子线照射 E. 呼吸门控技术

3. 以下可以增加胶质瘤适形计划中靶区的适形度和均匀性的是（ ）

A. 增加小野 B. 调整射野权重 C. 减少野的数量

D. 修改优化参数 E. 增加射线能量

（四）简答题

1. 简述颅脑胶质瘤模拟定位方法。

2. 简述颅脑胶质瘤适形计划设计方法。

（五）问答题

颅脑胶质瘤固定野逆向调强计划如何设计?

四、练习题参考答案

（一）填空题

1. MRI

2. 2

3. 热塑面膜

4. 6MV

（二）单项选择题

1. D 2. A 3. E 4. D 5. B 6. A 7. C 8. C 9. D 10. D

11. D 12. E

（三）多项选择题

1. ADE   2. ABC   3. AB

（四）简答题

1. 答：脑胶质瘤一般选用具有良好塑形性的小型热塑面膜固定。大孔径 CT 定位时患者取仰卧位，平躺于头罩固定体架上，双上肢自然下垂平放于身体两侧，双腿并拢，全身放松。

2. 答：放疗计划设计时首先观察靶区形状，一般选用 5~7 个照射野，射线能量选用 6MV X线，在计划设计时机架角度应选择避开晶状体、脑干等危及器官的射野角度，射野权重应以照射正常脑组织较少的切线野为主，在局部剂量不足或者剂量较高的区域增加小野，可以提高靶区的适形度及均匀性。

（五）问答题

答：脑胶质瘤的调强计划设计一般选用 6~7 个照射野，给予 PTV 和危及器官合理的优化条件进行反复优化迭代。在使 PTV 达到处方剂量的同时尽量降低危及器官及正常组织的受照剂量，计划过程中需要通过观察优化目标 DVH 图及横断面剂量分布图，反复调整优化目标值或优先权值，使最终优化结果达到最佳目标。

（尹勇 巩贯忠 马长升）

第二节 髓母细胞瘤

一、学习目标

1. 掌握髓母细胞瘤放射治疗计划设计方法。
2. 熟悉髓母细胞瘤靶区勾画及常见危及器官限量。
3. 了解髓母细胞瘤放疗适应证。

二、重点和难点内容

重点和难点：髓母细胞瘤靶区和剂量、CT 定位、三维适形计划。

（一）靶区和剂量

靶区范围是全脑全脊髓+颅后窝补量照射。全脑全脊髓照射低危组 30Gy，高危组特别是术后 MRI 提示残存病灶，剂量可增加到 36Gy。颅后窝照射剂量可根据患儿年龄不同有所区别，年龄小于 3 岁的，推量至 45Gy，大于 3 岁的患儿可照射 50~55Gy。髓母细胞瘤放疗危及器官有脑干、视神经、海马、晶状体、颞叶、下丘脑-垂体区、颞叶、内耳、甲状腺、肺、肝脏、肾脏、胃肠道等。照射野设计时，尽量减少上述器官及组织受量。

（二）CT 定位

全脑全脊髓照射技术是一项照射范围大，需要进行多个等中心多野衔接，对定位、计划设计、摆位精度要求较高的放疗技术。一般推荐选用舒适性较高的仰卧位。颅脑、颈部应采用热塑头颈肩膜固定，躯干部位采用真空体位固定垫固定，双上肢自然下垂于体侧并固定于真空体位固定垫中，下肢伸直并拢平放于床面。为确保治疗精度及治疗的重复性，具体细节需要注意以下几个方面：①根据患者个体差异，选择合适的热塑膜固定头枕。尽量使患者颈椎处于平坦且水平状。②确定患者仰头角度，使下颌骨与床面垂直。③使患者头颅正中线、棘突正中线和体正中矢状线尽量保持重合，头板、真空垫、体表三位一体固定，身体成一条直线，以增加患者摆位的可重复性。CT 增强扫描自颅顶至骶下缘，扫描层厚 5mm。定位 CT 图像传输至治疗计划系统后勾画肿瘤靶区和危及器官:靶区勾画包括全脑组织、全脊髓及神经根;危及器官包括双侧眼球、晶状体、视神经、脑干、肺、心脏、肝脏、肾脏、膀胱、直肠等。

(三)三维适形计划

1. 全脑 射野中心放置于颅脑。为了减少摆位复杂程度,应尽量与颅脑参考点重叠或只进行一维方向上的移床。一般以颅脑参考点为基础,根据90°射野方向观中脑组织的范围进行升、降床的调整,左右及头脚方向可以不做改变。全脑水平射野机架角度一般选用在射野方向观上双侧晶状体最大程度重叠时的角度,根据勾画出的脑组织形状自动适形多叶光栅,周边外扩1cm间隙,使射野外界包括颅骨。同时旋转机头角40°~45°使二级准直器与颅底骨平行,利用多叶光栅遮挡晶状体、视神经等危及器官并将晶状体置于二级准直器之外。

2. 颈胸段脊髓 射野中心放置于颈胸部脊髓轮廓中心。此中心的射野上端MLC叶片应覆盖枕骨大孔,以用于射野衔接时剂量冷热点的处理。利用胸部等中心采用4个固定野对颈胸段脊髓靶区进行等中心照射。射野方向采用一前两后斜野交叉照射,机架角度一般为0°、150°、210°,脊髓靶区形状与MLC间隙5mm,根据剂量分布调整射野权重比例。

3. 腰骶段脊髓 射野中心放置于腰椎中。下端MLC叶片应覆盖骶尾骨。利用腹部等中心采用3个固定野对腰骶段脊髓靶区进行等中心照射。射野方向采用一前两后斜野交叉照射,机架角度一般为0°、150°、210°,射野角度及权重可以根据正常器官受量进行微调。亦可根据特殊情况选用两个前斜野加一个后垂直野的照射方式,根据勾画的靶区形状设计多叶光栅形状。

三、练习题

(一)填空题

1. 髓母细胞瘤一般术后2~4周开始放疗,年龄小于_____患儿,可先行化疗,待年龄稍大再作放疗。

2. 髓母细胞瘤靶区范围是_____+_____补量照射。

3. 全脑调强放射治疗中可能会影响到记忆功能,需要重点保护的危及器官是_____。

4. 髓母细胞瘤计划设计常用的射线能量是_____。

(二)单项选择题

A1型题

1. 成人常见的颅内肿瘤**不包括**( )

   A. 髓母细胞瘤   B. 星形细胞瘤   C. 垂体瘤

   D. 胶质母细胞瘤   E. 脑膜瘤

2. 关于髓母细胞瘤描述**不正确**的是( )

   A. 髓母细胞瘤多见于儿童   B. 术后一般不需要放疗

   C. 发病男性略多于女性   D. 发病年龄5~6岁

   E. 属于原始神经外胚肿瘤的一个类型

3. 和髓母细胞瘤预后相关性**最少**的是( )

   A. 肿瘤大小   B. 患者年龄

   C. 脑脊液是否有肿瘤细胞   D. 患者性别

   E. 手术切除的程度

4. 髓母细胞瘤术后放疗,颅后窝照射剂量一般为( )

   A. 25~30Gy   B. 30~35Gy   C. 35~40Gy

D. 40~45Gy　　　　　　　　　　E. 50~55Gy

5. 髓母细胞瘤术后全脑全脊髓低风险组照射剂量一般为(　　)
   A. 30Gy　　　　　　　　　　B. 36Gy　　　　　　　　　　C. 40Gy
   D. 45Gy　　　　　　　　　　E. 50Gy

6. 常见发生于儿童的肿瘤是(　　)
   A. 胶质瘤　　　　　　　　　　B. 垂体瘤　　　　　　　　　　C. 肺癌
   D. 髓母细胞瘤　　　　　　　　E. 鼻咽癌

7. 髓母细胞瘤放射治疗时可**不勾画**的危及器官是(　　)
   A. 晶状体　　　　　　　　　　B. 肝脏　　　　　　　　　　C. 肾脏
   D. 皮肤　　　　　　　　　　E. 脊髓

8. 以下关于全脑全脊髓照射技术 CT 模拟定位时说法**错误**的是(　　)
   A. 根据患者个体差异,选择合适的热塑膜固定头枕
   B. 尽量使患者颈椎处于平坦且与床面保持水平状态
   C. 确定患者仰头角度,使下颌骨与床面垂直
   D. 使患者头颅正中线、棘突正中线和体正中矢状线尽量保持重合,头板、真空垫、体表三位一体固定,身体成一条直线,可增加患者摆位的可重复性
   E. 可以单独使用负压袋固定

9. 全脑适形放疗计划设计时一般采用的二级准直器角度(　　)
   A. 90°　　　　　　　　　　B. 0°　　　　　　　　　　C. 45°
   D. 10°　　　　　　　　　　E. 60°

10. 全脑调强放射治疗需要重点保护的危及器官是(　　)
    A. 海马　　　　　　　　　　B. 下颌骨　　　　　　　　　　C. 心脏
    D. 肺　　　　　　　　　　E. 脊髓

　　A2 型题

11. 患者,男,5 岁,髓母细胞瘤术后,术后肿瘤残留<1.5cm^3,病变局限于颅后窝,进一步的治疗方案是(　　)。
    A. 放疗　　　　　　　　　　B. 化疗　　　　　　　　　　C. 放疗+化疗
    D. 观察　　　　　　　　　　E. 热疗

12. 患者,男,2 岁 9 个月,髓母细胞瘤术后,脑脊液找见肿瘤细胞,进一步的治疗方案(　　)
    A. 化疗　　　　　　　　　　B. 直接放疗　　　　　　　　　　C. 同步放化疗
    D. 先化疗,待年龄稍大再作放疗　　E. 观察

13. 患者,女性,8 岁,髓母细胞瘤术后,术后 MRI 提示肿瘤残存,欲行术后放疗,照射范围包括(　　)
    A. 全脑　　　　　　　　　　B. 瘤床　　　　　　　　　　C. 瘤床+水肿区
    D. 全脑+全脊髓　　　　　　　E. 颈段脊髓

　　(三) 多项选择题

1. 髓母细胞瘤术后有高危因素者需要同步化疗,下列属于高危因素的是(　　)
   A. 术后肿瘤残留　　　　　　　B. 颅内种植及播散
   C. 脑脊液找见癌细胞　　　　　D. 年龄大于 8 岁
   E. 年龄小于 8 岁

2. 髓母细胞瘤放疗危及器官有(　　)

  A. 脑干   B. 视神经   C. 晶状体

  D. 颞叶   E. 脊髓

3. 以下关于髓母细胞瘤适形放疗说法**错误**的是(　　)

  A. 晶状体、视神经等危及器官不用置于二级准直器之外

  B. 通过横断面剂量分布及 DVH 图综合评估,计划目标 85% 以上的靶区体积应达到处方剂量

  C. 危及器官受量应控制在允许范围内

  D. 腰骶段射野方向采用一前两后斜野交叉照射

  E. 衔接层面不应该有剂量冷点或热点

（四）简答题

 1. 髓母细胞瘤放射治疗 CT 模拟定位要点有哪些?

 2. 髓母细胞瘤放射治疗的危及器官有哪些?

（五）问答题

髓母细胞瘤全脑放疗计划设计要点。

四、练习题参考答案

（一）填空题

1. 3 岁

2. 全脑全脊髓　颅后窝

3. 海马

4. 6MV

（二）单项选择题

1. A 2. B 3. D 4. E 5. B 6. D 7. D 8. E 9. C 10. A

11. A 12. D 13. D

（三）多项选择题

1. ABC   2. ABCDE   3. AB

（四）简答题

 1. 答:一般推荐选用舒适性较高的仰卧位。颅脑、颈部应采用热塑头颈肩膜固定,躯干部位采用负压袋固定,双上肢自然下垂于体侧并固定于负压袋中,下肢伸直并拢平放于床面。

 2. 答:脑干、视神经、晶状体、颞叶、下丘脑-垂体区、颞叶、内耳、甲状腺、肺、肝脏、肾脏、胃肠道等。

（五）问答题

 答:射野中心放置于颅脑组织中,全脑水平射野机架角度一般选用在射野方向观上双侧晶状体重叠时的角度,根据勾画出的脑组织形状自动适形多叶光栅,留有 1cm 间隙,使射野外界包括颅骨。同时旋转机头角 40°~45°使二级准直器与颅底骨平行,利用多叶光栅遮挡晶状体、视神经等危及器官并将晶状体置于二级准直器之外。

（尹勇　巩贯忠　陈进琥）

第三节　垂　体　瘤

一、学习目标

1. 掌握垂体瘤放射治疗计划设计方法。

2. 熟悉垂体瘤靶区勾画及常见危及器官限量。

3. 了解垂体瘤放疗适应证。

二、重点和难点内容

重点和难点：垂体瘤靶区和剂量、体位及固定、常规放疗、三维适形计划。

（一）靶区和剂量

GTV 根据 MRI 检查显示的肿瘤，包括邻近受侵犯的组织。CTV：GTV 外放 5mm。PTV：CTV 外放 2~3mm。非功能性垂体瘤总剂量 45~50.4Gy，分次量 1.8Gy，功能性垂体瘤总剂量可达 50.4~54Gy。

（二）体位及固定

使用热塑面罩固定，眉弓下缘至外耳孔连线与床面垂直，如果肿瘤位于蝶鞍或蝶窦内，可将头置于外眦与外耳孔连线与床垂直。

（三）常规放疗

常规放疗采用一前加两侧野的放疗技术，一般设 5cm×5cm 野，肿瘤边界外放 1cm，肿瘤直径过大（>3cm）不适宜用此技术。

（四）三维适形计划

由于垂体瘤的位置距离周围危及器官较近，在设计放疗计划时要注意保护周围器官，特别是晶状体、脑干、视交叉及视神经等敏感组织。垂体瘤的放疗计划一般都采用 6MV X 线，根据肿瘤大小，一般设置 3~5 个照射野，射野角度选择一般为 0°、90°、270°（三野）或 0°、70°、110°、250°、290°（五野）。0°野要注意保证照射到整个靶区的同时能完全避开晶状体，如果肿瘤体积过大，亦可旋转床角躲避晶状体。其他四个斜野方向选择原则主要是为了避开眼球、视神经且尽可能地保护脑干，根据计算的剂量分布，合理调整射野权重。

三、练习题

（一）填空题

1. 垂体瘤术后患者一般在_____周尽快行放疗。

2. 非功能性垂体瘤总剂量_____ Gy，分次量_____ Gy，功能性垂体瘤总剂量可达_____ Gy。

3. 垂体瘤三维适形计划设计时采用 3 野计划射野角度通常为_____度、_____度、_____度。

（二）单项选择题

A1 型题

1. 垂体瘤放疗适应证**不包括**（   ）

   A. 手术切除不完全   B. 术后复发再次手术

   C. 持续的内分泌功能过度   D. 不能耐受手术

   E. 初治患者

2. 关于垂体瘤说法**不正确**的是（   ）

   A. 最常见的鞍区肿瘤   B. 儿童较少发病

   C. 90 岁以上的垂体瘤患者有症状   D. 绝大多数的垂体腺瘤为良性

   E. 属于神经内分泌肿瘤

3. 垂体瘤术后放疗剂量一般为（   ）

　　A. 25~35Gy　　　　　　　　B. 35~45Gy　　　　　　　　C. 45~55Gy

　　D. 55~65Gy　　　　　　　　E. 70Gy 及以上

4. 垂体瘤术后放疗危及器官**不包括**(　　　)

　　A. 视神经　　　　　　　　　B. 视交叉　　　　　　　　　C. 颞叶

　　D. 脑干　　　　　　　　　　E. 颅骨

5. 垂体瘤术后行立体定向放疗禁忌证**不包括**(　　　)

　　A. 瘤内出血

　　B. 浸润性大腺瘤周围骨质结构破坏

　　C. 肿瘤压迫视交叉发生视力、视野损伤

　　D. 肿瘤侵犯海绵窦

　　E. 复发肿瘤

6. 垂体瘤三维适形计划设计时采用 3 野计划射野角度通常为(　　　)

　　A. 0°、90°、270°　　　　　　B. 0°、15°、345°　　　　　C. 0°、180°、90°

　　D. 0°、45°、350°　　　　　　E. 90°、120°、240°

7. 功能性垂体瘤的放疗剂量一般为(　　　)

　　A. 50.4~54Gy　　　　　　　B. 60~65Gy　　　　　　　　C. 40~45Gy

　　D. 30~35Gy　　　　　　　　E. 20~33Gy

8. 垂体瘤常规放疗照射野大小一般为(　　　)

　　A. 5cm×5cm　　　　　　　　B. 3cm×3cm　　　　　　　　C. 8cm×8cm

　　D. 7cm×7cm　　　　　　　　E. 2cm×2cm

9. 垂体瘤常规放疗射野数目一般为(　　　)

　　A. 3　　　　　　　　　　　　B. 2　　　　　　　　　　　　C. 4

　　D. 5　　　　　　　　　　　　E. 1

10. 垂体瘤精确放疗常采用的射线能量为(　　　)

　　A. 4MV　　　　　　　　　　B. 6MV　　　　　　　　　　C. 8MV

　　D. 10MV　　　　　　　　　　E. 15MV

　　A2 型题

11. 患者,男性,45 岁,垂体瘤术后,一般状况良好,推荐的治疗(　　　)

　　A. 放疗　　　　　　　　　　B. 化疗　　　　　　　　　　C. 放疗+化疗

　　D. 观察　　　　　　　　　　E. 免疫治疗

12. 患者,女性,38 岁,因视力障碍就诊,诊断为垂体肿瘤,最佳治疗方案(　　　)

　　A. 手术　　　　　　　　　　B. 手术+放疗

　　C. 手术+放疗+化疗　　　　　D. 手术+化疗

　　E. 放疗+化疗

13. 患者,男性,43 岁,术后病理提示为垂体瘤伴囊性变,拟行术后放疗,推荐的放疗技术**不包括**

　　(　　　)

　　A. 常规技术放疗　　　　　　B. 3D-CRT　　　　　　　　C. IMRT

　　D. γ 刀　　　　　　　　　　E. IGRT

　　(三) 多项选择题

1. 下列属于垂体瘤放疗危及器官的有(　　　)

A. 晶状体 　　　　　　　B. 视交叉 　　　　　　　C. 脑干

D. 颞叶 　　　　　　　　E. 视神经

2. 适用于垂体瘤的常见治疗手段有(　　　)

A. 手术 　　　　　　　　B. 放疗 　　　　　　　　C. 化疗

D. 热疗 　　　　　　　　E. 免疫治疗

3. 垂体瘤精确放疗常采用的射野数目为(　　　)

A. 2 　　　　　　　　　　B. 3 　　　　　　　　　　C. 4

D. 5 　　　　　　　　　　E. 6

4. 垂体瘤二维放疗计划设计的射野方向一般采用(　　　)

A. 前野 　　　　　　　　B. 两侧野 　　　　　　　C. 前斜野

D. 后斜野 　　　　　　　E. 后野

（四）简答题

1. 简述垂体瘤模拟定位方法。

2. 简述垂体瘤常规放疗体位及固定。

（五）问答题

垂体瘤三维适形计划设计方法。

四、练习题参考答案

（一）填空题

1. 2~4

2. 45~50.4　1.8　50.4~54

3. 0　90　270

（二）单项选择题

1. E 　2. C 　3. C 　4. E 　5. E 　6. A 　7. A 　8. A 　9. A 　10. B

11. A 　12. D 　13. D

（三）多项选择题

1. ABCDE 　　　2. AB 　　　　3. BD 　　　　4. AB

（四）简答题

1. 答:垂体瘤的定位一般选用热塑面膜进行头罩固定。定位时使患者取仰卧位平躺在头罩固定体架之上,双上肢自然下垂平放,双腿并拢,全身放松,CT扫描范围要自颅顶向下包括整个脑组织,扫描层厚3mm。

2. 答:使用斜架面罩固定,眉弓下缘至外耳孔连线与床面垂直,如果肿瘤位于蝶鞍或蝶窦内,可将头置于外眦与外耳孔连线与床垂直。

（五）问答题

答:垂体瘤的放疗计划一般采用6MV X射线,根据肿瘤大小,一般设置3~5个照射野,射野角度选择一般为0°、90°、270°(三野)或者0°、70°、110°、250°、290°(五野)。0°野要注意避开晶状体,如果肿瘤体积过大,亦可旋转床角。其四个斜野方向选择原则是避开眼球、视神经且尽可能地保护脑干,根据计算的剂量分布,合理调整射野权重。

（尹勇　巩贯忠　林秀桐）

第四节　鼻　咽　癌

一、学习目标

1. 掌握鼻咽癌常见放疗计划的设计原则。
2. 熟悉鼻咽癌放疗危及器官的勾画及剂量限值。
3. 了解鼻咽癌靶区勾画、放疗适应证。

二、重点和难点内容

重点和难点:鼻咽癌放疗危及器官勾画与剂量限值、放疗技术方案、精确放疗计划设计与优化。

(一)危及器官勾画

头颈部肿瘤特别是鼻咽癌,涉及的危及器官及正常组织较多,按照重要性及危害程度,将之分为Ⅲ类。

1. Ⅰ类　必须保护和计划设计时优先考虑的正常组织。

(1)脑干:脑干位于脊髓和间脑之间,上连大脑,下连脊髓,呈不规则柱状形。脑干自下而上由延髓、脑桥、中脑三部分组成。脑干的功能主要是维持个体生命,包括心跳、呼吸、消化、体温、睡眠等重要生理功能。

(2)脊髓:位于椎管内,上界位于枕骨大孔处与延髓相连续,下界位于胸切迹水平与胸段脊髓相延续,直径约 1cm。

(3)颞叶:颞叶位于外侧裂之下,中颅窝和小脑幕之上,其前方为额叶,上方为额顶叶,后方为枕叶。颞叶的功能主要负责处理听觉信息,同时与记忆功能和情感密切相关。

(4)视神经、视交叉:视神经起于视网膜后方的双侧结构,通过视神经管后汇于视交叉。CT上表现为 3~5mm 软组织密度带状结构,由于扫描层面不尽一致,有时不能在一个层面显示全长。视交叉下方是受鞍膈遮盖的脑垂体,两者上下相距 5~10mm,其间有交叉池。视交叉位于垂体窝上方,呈蝶形结构,长 5~8mm,MRI 图像上最易于分辨,CT 上不易辨别,但可根据鞍上区域解剖定位作为参考。

2. Ⅱ类　重要的正常组织。

(1)垂体:垂体位于颅中窝、蝶骨体上面的垂体窝内,借垂体柄漏斗与下丘脑相连,其上方有视交叉、后方为鞍背,两侧有颈内动脉。一般来讲成人的垂体大小约为 1cm×1.5cm×0.5cm,脑垂体是人体最重要的内分泌腺,分前叶和后叶两部分。

(2)晶状体:角膜是位于眼球最前面的透明部分,覆盖虹膜、瞳孔及前房,直径在 1cm 左右;晶状体为一富有弹性、且透明的双凸面体,形似扁圆形双凸透镜,位于角膜、虹膜、瞳孔之后,玻璃体之前,成年人晶状体直径为 9~10mm,平均厚度为 4~5mm。

3. Ⅲ类　其他需要保护的正常组织。

(1)腮腺位于耳垂下前方,前界为咬肌和下颌骨升支,后界为胸锁乳突肌,外界为皮肤、皮下组织和腮腺咬肌筋膜,内侧为咽内动、静脉、茎突等,与咽旁间隙毗邻。腮腺分为深浅两叶,中间有峡部连接。解剖上以面神经为界作为深、浅两叶的分界,但因面神经断层 CT 上不能显示,以下颌后静脉或下颌骨升支后缘作为腮腺深、浅两叶的分界标记。

(2)内耳:位于颞骨岩部,居于中耳和内耳道底之间。包括骨迷路和膜迷路。

(3)喉:喉上方起自会厌上缘,下至环状软骨下缘,约第 3 颈椎上缘至约第 6 颈椎下缘水平,包括声门上、声门和声门下 3 部分。声门区是位于喉中央的一个狭窄区,CT 上容易鉴别。

（4）甲状腺:甲状腺由左右两个侧叶及连接两叶间的峡部组成。正常甲状腺的位置多从第 5 颈椎至第 1 胸椎水平间。因甲状腺组织有聚碘功能,因此甲状腺在 CT 平扫上表象为稍高密度影,勾画较容易。

（二）危及器官剂量限值

勾画危及器官并限以安全剂量,是调强放疗计划重要组成部分,其目的是预防严重并发症的发生。以下是头颈部重要危及器官的剂量限制。

颞叶:最大耐受剂量≤60Gy,垂体:最大耐受剂量≤50~60Gy,脑干:最大耐受剂量≤54Gy,脊髓:最大耐受剂量≤45Gy,视神经、视交叉:最大耐受剂量≤60Gy,角膜、晶状体:晶状体最大耐受剂量≤9Gy,角膜最大耐受剂量≤30Gy,耳蜗:平均耐受剂量≤45Gy,腮腺:平均剂量<26Gy,50% 体积的腮腺所接受的剂量应<30Gy,喉:平均耐受剂量≤40~50Gy。

（三）放疗技术方案

推荐 6MV X 线外照射,每周 5 次。GTVnx:68~76Gy/32~34 次,GTVnd:66~70Gy/32~34 次。CTV1:60~64Gy/30~33 次,CTV2:50~54Gy/30~33 次。分次剂量 GTVnx 2.06~2.18Gy,GTVnd 2.0~2.03Gy,CTV1 1.875Gy,CTV2 1.80Gy。

（四）精确放疗计划设计与优化

1. IMRT 计划设计　以鼻咽癌原发灶的几何中心设为射野等中心,把原发灶、肿大淋巴结和颈部预防淋巴结作为一个 GTV 规划,外扩 5~10mm 作为 PTV,要求处方剂量包绕 95% 以上的靶区体积。可用 9 野间隔 20°角度分布射野角度,根据处方剂量及危及器官剂量限制设定优化参数制订第一个疗程放疗计划。对鼻咽癌原发灶和肿大淋巴结进行局部加量照射,剂量为 15~20Gy。采用 7 个方向射野的调强方式进行计划设计。

2. 容积调强放疗计划　针对首程根治性放疗的鼻咽癌患者的容积调强计划可采用 6MV X 线双弧照射。第一个弧机架自 179.9°逆时针旋转至 180.1°,机头角度为 0°,床角为 0°;第二个弧机架自 180.1°顺时针旋转至 179.9°,第三个弧机架自 179.9°逆时针旋转至 180.1°,机头角度为 0°,床角为 0°。采用共面照射,剂量率设置为 600MU/min,每个弧设置一定的准直器大小。

三、练习题

（一）填空题

1. 鼻咽癌原发灶为临床检查、CT、MRI、PET-CT 及鼻内镜等发现的病灶,放疗剂量一般 _____ Gy 左右。

2. 鼻咽癌转移淋巴结放疗剂量一般为_____ Gy 左右。

3. 鼻咽癌首诊即有远处转移(M1)的患者,应以_____治疗为主。

4. 鼻咽癌放疗时,脑干最大耐受量为_____Gy,脊髓最大耐受量为_____ Gy。

5. 鼻咽癌常规放疗时,颈部淋巴结阳性者第一段面颈联合野_____ Gy 后,第二段改为耳前野+辅助野+全颈前野(切线野)照射至总量。

（二）单项选择题

A1 型题

1. 初治鼻咽癌治疗手段一般**不包括**(　　)

  A. 手术切除   B. 放疗   C. 化疗

  D. 靶向治疗   E. 腔内后装治疗

2. 鼻咽癌鼻咽原发灶放疗剂量约为(　　)

  A. 40Gy   B. 50Gy   C. 55Gy

D. 60Gy

E. 70Gy

3. 鼻咽癌下颈低危区预防照射量一般为(　　)

　　A. 40Gy

　　B. 50Gy

　　C. 55Gy

　　D. 60Gy

　　E. 70Gy

4. 鼻咽癌高危亚临床病灶包括Ⅱ、Ⅲ区淋巴引流区照射剂量一般为(　　)

　　A. 40Gy

　　B. 50Gy

　　C. 55Gy

　　D. 60Gy

　　E. 70Gy

5. 鼻咽癌预后不良因素**不包括**(　　)

　　A. EBV-DNA 拷贝数阴性

　　B. 肿瘤合并骨转移

　　C. 淋巴结转移数多

　　D. 复发肿瘤

　　E. 肿瘤侵犯海绵窦

6. 有关复发鼻咽癌说法正确的是(　　)

　　A. 复发鼻咽癌不可再放疗

　　B. 复发鼻咽癌都可行腔内后装治疗

　　C. 复发鼻咽癌放疗需包含颈部预防区

　　D. 颈部淋巴结复发可行手术治疗

　　E. 复发鼻咽癌越早放疗疗效越好

7. 下列鼻咽癌放疗危及器官中,按重要性来说,最重要的是(　　)

　　A. 脑干

　　B. 腮腺

　　C. 甲状腺

　　D. 耳蜗

　　E. 口腔

8. 头颈部肿瘤放疗中,脊髓限量(　　)

　　A. Max≤45Gy

　　B. ≤1%PRV 体积超过 45Gy

　　C. Max≤50Gy

　　D. ≤1%PRV 体积超过 50Gy

　　E. Mean≤45Gy

9. 头颈部肿瘤放疗中,视神经限量(　　)

　　A. Max≤45Gy

　　B. ≤1%PRV 体积超过 45Gy

　　C. Max≤50Gy

　　D. ≤1%PRV 体积超过 50Gy

　　E. Mean≤45Gy

10. 头颈部肿瘤放疗中,颞颌关节限量(　　)

　　A. Max≤40Gy

　　B. Max≤50Gy

　　C. Max≤60Gy

　　D. Max≤70Gy

　　E. Mean≤60Gy

11. 头颈部肿瘤放疗中,喉限量(　　)

　　A. Max≤40Gy

　　B. Max≤45Gy

　　C. Max≤50Gy

　　D. Max≤55Gy

　　E. Mean≤60Gy

12. 鼻咽癌放疗颈部淋巴结作为低危组预防的是(　　)

　　A. Ⅰa区

　　B. Ⅰb区

　　C. Ⅱ区

　　D. Ⅲ区

　　E. Ⅳ区

13. 鼻咽癌常用的治疗手段是(　　)

　　A. 手术

　　B. 放疗

　　C. 化疗

　　D. 靶向治疗

　　E. 热疗

14. 鼻咽癌放疗中,下列器官的保护最**不重要**的是(　　)

　　A. 腮腺

　　B. 视神经

　　C. 肺

　　D. 晶状体

　　E. 脑干

15. 鼻咽癌放疗中,最为优先考虑的是(　　)
    A. 靶区覆盖　　　　　　　　　B. 正常组织受量尽量低　　　　　C. 剂量适形好
    D. 剂量分布均匀　　　　　　　E. 剂量均匀性好

16. 鼻咽癌放疗中,脑干的最大受量是(　　)
    A. 45Gy　　　　　　　　　　　B. 54Gy　　　　　　　　　　　C. 66Gy
    D. 10Gy　　　　　　　　　　　E. 70Gy

17. 鼻咽癌放疗计划设计中,腮腺的平均限量是(　　)
    A. 35Gy　　　　　　　　　　　B. 26Gy　　　　　　　　　　　C. 45Gy
    D. 54Gy　　　　　　　　　　　E. 15Gy

18. 鼻咽癌放疗计划设计时,下列正常组织限量需严格控制的是(　　)
    A. 口腔　　　　　　　　　　　B. 牙齿　　　　　　　　　　　C. 脊髓
    D. 肝脏　　　　　　　　　　　E. 肺

19. 鼻咽癌的诊断中,最为常用的手段是(　　)
    A. CT　　　　　　　　　　　　B. 经颅多普勒　　　　　　　　C. MR
    D. CR　　　　　　　　　　　　E. 透视

    A2 型题

20. 患者,男性,50 岁,鼻咽癌放疗后一年余,诉口干明显,可能损伤的组织或器官为(　　)
    A. 腮腺　　　　　　　　　　　B. 口腔　　　　　　　　　　　C. 喉
    D. 舌　　　　　　　　　　　　E. 甲状腺

21. 患者,女性,65 岁,鼻咽癌放疗后半年,现出现乏力、面色苍白、眼睑水肿,最需进一步的检查是(　　)
    A. 胸部 CT　　　　　　　　　　B. EBV-DNA 拷贝数　　　　　　C. 头颅 MRI
    D. 甲状腺功能　　　　　　　　E. 腹部彩超

22. 患者,男性,50 岁,鼻咽癌放疗后三月余,诉右侧闷、右耳听力下降,进一步的诊治措施**不包括**(　　)
    A. 鼻咽 MRI 检查　　　　　　　B. 鼻咽镜检查　　　　　　　　C. 全身抗炎治疗
    D. 听力检查　　　　　　　　　E. 乳突积液引流

23. 患者女性,38 岁,鼻咽癌放疗后两年余,现检查发现鼻咽右侧隐窝复发,位置表浅,可能的治疗措施**不包括**(　　)
    A. 手术　　　　　　　　　　　B. IMRT　　　　　　　　　　　C. 腔内后装治疗
    D. 化疗　　　　　　　　　　　E. 粒子植入治疗

    （三）多项选择题

1. 鼻咽癌的治疗手段有(　　)
    A. 放疗　　　　　　　　　　　B. 化疗　　　　　　　　　　　C. 靶向治疗
    D. 腔内治疗　　　　　　　　　E. 免疫治疗

2. 属于鼻咽癌放疗危及器官的有(　　)
    A. 脑干　　　　　　　　　　　B. 脊髓　　　　　　　　　　　C. 视神经
    D. 视交叉　　　　　　　　　　E. 颞叶

3. 关于鼻咽癌放疗危及器官限量**不正确**的有(　　)
    A. 脑干≤60Gy　　　　　　　　B. 颞叶≤60Gy　　　　　　　　C. 脊髓≤54Gy
    D. 视神经≤60Gy　　　　　　　E. 视交叉≤60Gy

4. 鼻咽癌放疗计划设计中,属于需要保护的危及器官有( )
   A. 脑干　　　　　　　　　B. 脊髓　　　　　　　　　C. 肾脏
   D. 肝脏　　　　　　　　　E. 心脏

5. 鼻咽癌放疗计划设计中,关于脑干的限量说法正确的有( )
   A. 通常最大耐受剂量小于54Gy　　　B. 特殊情况最大耐受剂量可以小于60Gy
   C. 小于48Gy　　　　　　　　　　　D. 不能受到任何照射
   E. 大于70Gy也没有问题

6. 鼻咽癌放疗计划设计中,属于并行器官的是( )
   A. 腮腺　　　　　　　　　B. 脊髓　　　　　　　　　C. 晶状体
   D. 甲状腺　　　　　　　　E. 视神经

7. 鼻咽癌放疗计划设计中,属于串行器官的有( )
   A. 腮腺　　　　　　　　　B. 甲状腺　　　　　　　　C. 脊髓
   D. 视神经　　　　　　　　E. 颌下腺

8. 鼻咽癌放疗计划设计中,下列说法**不正确**的是( )
   A. 脊髓不需要保护,因为临床上放射性脊髓炎的发生率很小
   B. 晶状体不需要保护,因为晶状体即使受到过多照射也不会危及患者生命
   C. 腮腺不需要保护,因为腮腺即使受到大剂量照射也不会影响患者生活质量
   D. 所有危及器官的限量只要满足要求即可
   E. 保证靶区剂量的同时,所有危及器官的限量越低越好

(四)简答题
   1. 鼻咽癌放疗计划中需要保护的腺体有哪些?照射限量分别是多少?
   2. 鼻咽癌的放疗中脑干的限量一般怎么限量?
   3. 鼻咽癌放疗计划设计中,有哪些危及器官需要保护?
   4. 鼻咽癌放疗计划设计中,应该如何对待剂量热点?
   5. 如何设计同步推量的鼻咽癌放疗计划?
   6. 如今的鼻咽癌放疗计划设计中,为什么多采用IMRT/VMAT技术?

(五)问答题
   1. 简述鼻咽癌IMRT放疗计划设计的流程。
   2. 简述鼻咽癌IMRT放疗计划评估的流程。

四、练习题参考答案

(一)填空题
   1. 70
   2. 66
   3. 化疗
   4. 54　45
   5. 36~40

(二)单项选择题
   1. A　　2. E　　3. B　　4. D　　5. A　　6. D　　7. A　　8. A　　9. B　　10. D
   11. B　　12. E　　13. B　　14. C　　15. A　　16. B　　17. B　　18. C　　19. C　　20. A
   21. D　　22. C　　23. E

（三）多项选择题

1. ABCDE　　2. ABCDE　　3. AC　　　4. AB　　　5. AB　　　6. AD

7. CD　　　8. ABCD

（四）简答题

1. 答：腮腺<26Gy；颌下腺<36Gy；甲状腺<36Gy。

2. 答：根据患者具体的分期，通常脑干最大照射剂量为54Gy，若肿瘤侵袭脑干时可放宽至60Gy，另外，热点不能出现在脑干上。

3. 答：脑干、脊髓、颞叶、眼球、视神经、视交叉、晶状体、腮腺、颌下腺、舌下腺，甲状腺等。

4. 答：剂量热点如果无法避免，剂量热点的控制应遵循以下原则：热点应处于靶区之内；热点应避免落在皮肤、危及器官以及黏膜之上。

5. 答：对于同步推量的放疗计划，通常采用 IMRT 和 VMAT 技术，进行精确的剂量照射。

6. 答：头颈部存在大量危及器官，而 IMRT/VMAT 技术可以精准地进行剂量雕刻，从而提高剂量适形度，从而更好地保护头颈部的正常组织，减少并发症概率。

（五）问答题

1. 答：靶区确定与勾画，由医师根据临床经验完成；正常组织与危及器官的勾画，包含下面几类，Ⅰ类：必须保护的正常组织（脑干、脊髓、视神经、视交叉、颞叶）。Ⅱ类：重要的正常组织（垂体、眼球和晶状体、下颌骨和颞颌关节）。Ⅲ类：其他正常组织（涎腺、口腔、内耳、喉、甲状腺等）；设置照射野中心，设定处方剂量，设计照射野，IMRT 放疗计划一般采用均分 9 野设置。根据剂量限制优化得到射野设置和 MLC 序列，计算剂量。

2. 答：①评估靶区剂量覆盖，一般观察处方剂量是否覆盖靶区体积的 95%。②观察剂量适形度，观察 80% 的处方剂量是否紧贴靶区。③观察危及器官的 DVH 曲线，看是否满足要求。④如果上述条件完全满足，则根据经验思考是否危及器官受量是否还有压缩的空间。

（尹勇　孙涛）

第五节　喉　　癌

一、学习目标

1. 掌握常见精确放疗计划设计方法。
2. 熟悉常规放疗技术及危及器官剂量限值。
3. 了解喉癌放疗适应证及常规放疗技术。

二、重点和难点内容

重点和难点：喉癌的靶区和剂量、危及器官的确定与勾画、精确放疗计划设计。

（一）靶区和剂量

1. 声门癌　　GTV 为原发肿瘤及转移淋巴结。CTV1 为高危区，原发肿瘤部位及病变范围不同而不同，$T_{3~4}$ 声门癌包括 GTV、全部喉结构、梨状窝、声门旁间隙、会厌前间隙、舌会厌溪、部分舌根、整个甲状软骨及高危淋巴引流区（Ⅱ～Ⅳ区）。CTV2 为下颈部锁骨上预防区。T_{1-2} 声门癌只有一个 CTV，包括全喉。将相应靶区外放 3~5mm 形成 PTV，PGTV 总剂量 70Gy，PTV1 总剂量 60Gy，分次量 1.82Gy，PTV2 总剂量 50.4Gy，分次量 1.8Gy。

2. 声门上区癌　　声门上区癌靶区勾画原则。GTV 为原发肿瘤及转移淋巴结，CTV1 的勾画

同 $T_{3~4}$ 声门癌,CTV2 为下颈锁骨上区。

3. 声门下区癌　声门下区癌靶区勾画与声门上区类似,只是在声门上区癌勾画基础上包括双侧Ⅵ区淋巴结。

（二）危及器官的确定与勾画

喉癌放疗危及器官有脊髓、脑干、下颌骨、中耳、颌下腺、腮腺、颞颌关节等,具体限量见鼻咽癌章节。

（三）精确放疗计划设计

1. 模拟定位　喉癌适形调强放疗时,定位要求患者仰卧位、头垫合适角度的头枕,一般为 C 型枕,采用头颈肩网罩固定。扫描范围包括头颈部及胸上部,层厚 3mm,层距 3mm,增强扫描。为辅助勾画靶区,可进行 MRI 和 PET 扫描,并与计划 CT 扫描图像融合。基于患者解剖和肿瘤的范围选择等中心点,一般在肿瘤中心处,可考虑实际照射摆位情况进行微调。

2. 三维适形及调强计划设计与优化

（1）单纯喉部肿瘤区域照射:一般采用 6MV X 线,3~5 个固定适形或调强野,喉癌以前野和避开脊髓的侧野或水平野为主。根据选取病例靶区设计射野方向,为 90°、50°、0°、310°、270°。计划处方为:PTV 2Gy/次,5 次/周,60Gy/6 周,要求 95% 以上的靶区体积达到处方剂量线包绕,线束从任何角度都与肿瘤外形相适形。

（2）喉癌肿瘤区域加预防区照射:分两个疗程完成。第一疗程计划一般采用调强放疗技术,6MV X 线,5 或 7 个前向的射野,射野角度在 80° 至 280° 的范围内均分,权重均分。如果射野穿过肩关节,可适当调整角度避开。在计划系统中设定优化参数之前,预先设置辅助环状结构（ring）0.8（距离靶区 PTV0.8cm 处,宽 2.5cm 的环形结构）,在颈后部勾画引流保护区域定义为 back of neck,以及 spinal cord_p（脊髓外扩 5mm 的区域）

三、练习题

（一）填空题

1. 喉癌术后一般在_____周开始放疗,最迟不要超过_____周。

2. 喉癌按部位分为声门癌、声门上区癌和_____。

3. 部分喉癌患者常合并消化道第二原发肿瘤,因此治疗前需行_____及胸部 X 线或 CT 检查。

4. 声门癌的位置表浅,对位于声带前的 1/3~1/2,推荐_____MV 直线加速器,每周 5 次,对于声门上、下区癌,射线能量对剂量及疗效影响较小。对于高能 X 线,由于_____效应可造成声带前部至颈部前缘形成低剂量区,容易形成局部复发,因此,采用组织等效填充物、多野照射、超分割等技术,可弥补高能 X 线缺点。

5. 单纯喉部肿瘤区域照射:一般采用_____MV X 线,_____个固定适形或调强野。

（二）单项选择题

A1 型题

1. 喉癌术后放疗适应证**不包括**(　　)

　A. 手术切缘阳性　　　　　　　B. 淋巴结突破包膜　　　　　　C. 周围神经受侵

　D. 软骨受侵　　　　　　　　　E. T_1、T_2 病变

2. 喉癌术后放疗时间一般为(　　)

　A. 术后 1~2 周　　　　　　　　B. 术后 2~3 周　　　　　　　　C. 术后 3~4 周

　D. 术后 5~6 周　　　　　　　　E. 术后 6~7 周

3. 喉癌 GTV 放射剂量约为( )

    A. 40Gy   B. 50Gy   C. 55Gy

    D. 60Gy   E. 70Gy

4. 声门型喉癌术后放疗高危区 CTV 包含的结构**不包括**下列哪一项( )

    A. 梨状窝   B. 声门旁间隙   C. 会厌前间隙

    D. 甲状软骨   E. 锁骨下淋巴引流区

5. 声门型喉癌术后放疗淋巴引流区高危组**不包括**( )

    A. Ⅰ区淋巴结   B. Ⅱa 区淋巴结   C. Ⅱb 区淋巴结

    D. Ⅲ区淋巴结   E. Ⅳ区淋巴结

6. 下列关于喉癌放疗**不正确**的是( )

    A. IMRT 是主流技术

    B. 射线能量越高,疗效越好

    C. 可采用超分割技术

    D. 声门上区癌射线能量对剂量影响小

    E. 声门下区癌射线能量对剂量影响小

7. 声门下区癌放疗剂量一般加量至多少( )

    A. 50Gy   B. 60Gy   C. 65Gy

    D. 70Gy   E. 75Gy

8. 喉癌放疗中下颌骨最大剂量**不能**超过多少( )

    A. 55Gy   B. 60Gy   C. 65Gy

    D. 70Gy   E. 75Gy

9. 喉癌放射治疗计划要求处方剂量线包绕( )以上靶区体积

    A. 80%   B. 85%   C. 90%

    D. 95%   E. 98%

10. 喉癌调强放射治疗计划射线能量一般选择( )

    A. 4MV 电子线   B. 6MV 电子线   C. 6MV X 线

    D. 10MV X 线   E. 15MV X 线

11. 喉癌固定野调强放射治疗计划一般采用( )个射野

    A. 1~2   B. 2~3   C. 4~6

    D. 5~7   E. 7~9

12. 喉癌放射治疗计划评估用于评估剂量分布的常用工具是( )

    A. BEV   B. DVH 图   C. 等剂量曲线

    D. 射野角度   E. 均匀性指数

13. 影像上可见的喉癌肿瘤和淋巴结定义为( )

    A. GTV   B. CTV   C. PTV

    D. ITV   E. OAR

    A2 型题

14. 患者,男性,62 岁,声门癌术后,$T_1N_0M_0$,下一步的治疗措施( )

    A. 放疗   B. 化疗   C. 放疗+化疗

D. 观察　　　　　　　　　　　　　E. 扩大切除术

15. 患者,女性,58岁,诊断为声门上型喉癌,现行根治性放疗,突发呼吸窘迫,下列处理**不正确**的是(　　)

    A. 暂停放疗　　　　　　　　B. 糖皮质激素　　　　　　C. 气管插管

    D. 气管切开　　　　　　　　E. 雾化吸入

16. 患者,男性,46岁,声音嘶哑3个月就诊,喉镜病理示:(声带)未分化癌,进一步检查**不包括**(　　)

    A. 甲状腺功能检查　　　　　B. 喉部 MRI　　　　　　　C. 胸部 X 线/CT

    D. 颅脑 CT　　　　　　　　　E. 颈部淋巴结触诊

(三) 多项选择题

1. $T_{3\sim4}$ 声门癌高危区(CTV)包含的结构有(　　)

    A. 梨状窝　　　　　　　　　B. 声门旁间隙　　　　　　C. 会厌前间隙

    D. 部分舌根　　　　　　　　E. 甲状软骨

2. 关于喉癌放疗,下列说法正确的有(　　)

    A. 声门癌适合用高能 X 线

    B. IMRT 较常规放疗有剂量学上优势

    C. 靶区勾画应参照术前术后 MRI

    D. 喉癌患者常合并上消化道第二原发肿瘤

    E. 喉癌患者行 IMRT 常为多野照射

3. 喉癌放射治疗主流技术是(　　)

    A. IMRT　　　　　　　　　　B. 3D-CRT　　　　　　　　C. SBRT

    D. 常规放疗　　　　　　　　E. 质子放疗

4. 声门下区癌照射范围包括(　　)

    A. 原发病灶　　　　　　　　B. 下颈　　　　　　　　　C. 锁骨上区

    D. 气管　　　　　　　　　　E. 纵隔淋巴引流区

5. 喉癌放疗计划评估常用指标包括(　　)

    A. 等剂量曲线　　　　　　　B. 靶区覆盖度　　　　　　C. 危及器官受量

    D. 适形性指数　　　　　　　E. 均匀性指数

6. 喉癌放疗过程中需要保护的危及器官包括(　　)

    A. 下颌骨　　　　　　　　　B. 脊髓　　　　　　　　　C. 脑干

    D. 肺　　　　　　　　　　　E. 颈后淋巴回流区

7. 喉癌放射治疗计划审核内容包括(　　)

    A. 参考点设置　　　　　　　B. 等中心设置　　　　　　C. 能量选择

    D. 处方剂量　　　　　　　　E. 危及器官受量

(四) 简答题

1. 简述喉癌放疗时机。

2. 喉癌放射治疗技术方案概述。

3. 声门癌靶区勾画方法。

(五) 问答题

1. 声门癌常规放疗方法。

2. 单纯喉部肿瘤区域照射计划方案。

四、练习题参考答案

（一）填空题

1. 3~4　6

2. 声门下区癌

3. 消化道钡餐

4. 4　剂量建成

5. 6　3~5

（二）单项选择题

1. E　　2. C　　3. E　　4. E　　5. A　　6. B　　7. D　　8. B　　9. D　　10. C
11. D　　12. C　　13. A　　14. D　　15. E　　16. D

（三）多项选择题

1. ABCDE　　2. BCDE　　3. ABD　　4. ABCDE　　5. ABCDE　　6. ABE
7. ABCDE

（四）简答题

1. 答：喉癌术后由于局部血供差导致肿瘤细胞乏氧，肿瘤放射敏感性下降，残余的肿瘤细胞可加速增殖，导致局控率下降，所以喉癌术后一般在 3~4 周开始放疗，最迟不要超过 6 周。对高危病例，如淋巴结包膜外受侵、切缘阳性、淋巴结转移>4 个或直径>6cm 等，术后应尽早放疗，限制在 4 周以内。

2. 答：声门癌的位置表浅，对位于声带前的1/3~1/2，推荐4MV 直线加速器，每周5 次，对于高能 X 线，由于剂量建成效应可造成声带前部至颈部前缘形成低剂量区，容易形成局部复发，因此，采用组织等效填充物、多野照射、超分割等技术，可弥补高能 X 线缺点。对于声门上、下区癌，射线能量对剂量及疗效影响较小。IMRT 较 3D-CRT 及常规放疗有剂量学上的优势，正常组织保护得更好，因此目前 IMRT 是主流技术。

3. 答：GTV 为原发肿瘤及转移淋巴结；CTV1 为高危区，原发肿瘤部位及病变范围不同而不同，$T_{3~4}$ 声门癌包 GTV、全部喉结构、梨状窝、声门旁间隙、会厌前间隙、舌会厌溪、部分舌根、整个甲状软骨及高危淋巴引流区（Ⅱ~Ⅳ区）；CTV2 为下颈部锁骨上预防区；$T_{1~2}$ 声门癌只有一个CTV，包括全喉，照射范围同常规放疗。

（五）问答题

1. 答：(1) $T_{1~2}$ 声门癌：射野以声带为中心，包括全部声带、前、后联合区及颈前缘。上界：舌骨水平及下缘；下界：环状软骨下缘水平；前界：颈前缘前 1cm；后界：喉咽后壁的前缘或颈椎椎体的前缘，或颈椎椎体前、中 1/3 交界处。照射野面积一般为 5cm×5cm~6cm×6cm，采用 4~6MV 高能 X 线，根治量为 66~70Gy，如果病变靠前多采用两侧野水平对穿照射，若病变靠后或侵及全部声带者，可采用两侧水平楔形野或两前斜野楔形照射。

(2) $T_{3~4}$ 声门癌：射野原则基本同声门上区癌。术前放疗需大野照射，照射范围包括原发灶及颈部淋巴引流区，DT50Gy 时如肿瘤消退满意，可改根治性放疗或保守的手术治疗。如消退不满意，考虑手术治疗。晚期病变主张超分割治疗，一天 2 次，每次 1.2Gy，间隔大于 6h，根治量为76.8Gy/64 次。

（3）颈部淋巴结：单侧上颈部淋巴结转移，需预防性照射同侧下颈及锁骨上区，双上颈淋巴结转移，需预防照射双下颈及锁骨上区。

2. 答：一般采用 6MV X 线，3~5 个固定适形或调强野，喉癌以前野和避开脊髓的侧野或水平野为主。要求 95% 以上的靶区体积达到处方剂量线包绕，线束从任何角度都与肿瘤外形相适形。

（孙涛　陶城）

第六节　鼻腔及鼻窦肿瘤

一、学习目标

1. 掌握鼻腔及鼻窦肿瘤精确放疗计划的设计方法。
2. 熟悉鼻腔及鼻窦肿瘤放疗危及器官勾画与限量。
3. 了解鼻腔及鼻窦肿瘤放疗适应证。

二、重点和难点内容

重点和难点：靶区确定与勾画、危及器官的确定勾画、精确放疗计划设计。

（一）靶区确定与勾画

1. 放疗时机　原则上，术后尽量不要超过 4 周，鼻窦肿瘤如上颌窦癌，根治性放疗或者术前放疗时，应先行鼻窦开放术，再行放疗。

2. 靶区　GTV 为大体肿瘤，包括原发灶及转移淋巴结。CTV 包括 GTV 及其周围的亚临床病灶、淋巴引流区，CTV 应该在大体肿瘤外放 1~1.5cm，具体结合不同部位。

3. 放疗剂量

（1）根治性放疗：PGTV 总剂量 60.96~75.9Gy，单次分割量 2.12~2.3Gy，PTV1 总剂量 60.06~66Gy，单次分割量 1.82Gy，PTV2 总剂量 50.96Gy，单次分割量 1.82Gy。

（2）术前放疗：GTV_p/GTV_{nd} 总剂量 59.36~64.4Gy，单次分割量 2.12~2.3Gy，PTV1 总剂量 50.96~56Gy，单次分割量 1.82~2.0Gy。

（3）术后放疗：$GTV_p/GTV_{th}/GTV_{nd}$ 总剂量 63.6~69Gy，单次分割量 2.12~2.3Gy，PTV1：总剂量 54.6~60Gy，单次分割量 1.82~2.0Gy。术后肿瘤残存或切缘阳性时，按照根治性放疗处理。

（二）危及器官的确定与勾画

鼻腔及鼻窦肿瘤放疗危及器官参照鼻咽癌。常见的危及器官有脑干、脊髓、视神经、视交叉、晶状体、颞叶、颞颌关节、腮腺等。

推荐 6MV X 线外照射每周 5 次，电子线用于筛窦、眼眶和颈部淋巴结补量照射，根据肿瘤位置、深度选择不同能量的电子线。

（三）精确放疗计划设计

1. 模拟定位　采用仰卧位，头垫合适角度头枕，口含压舌物，体膜固定。扫描范围从颅顶延伸至锁骨下方，层厚3mm，层距3mm，要求增强扫描。为辅助勾画靶区，可行 MRI 和 PET 扫描，并将图像与计划 CT 图像进行融合。基于患者解剖和肿瘤的范围选择等中心点，一般在肿瘤中心处，可考虑实际照射摆位情况进行微调。

2. 三维适形计划　当肿瘤累及筛窦时，由于筛窦两侧眼球的放射剂量耐受性限制，二维计划系统难以得到一个好的三维剂量分布,三维适形放疗计划可使鼻腔筛窦癌的剂量分布得到显著改善。勾画脑干、脊髓、视神经、视交叉、角膜、晶状体、腮腺、下颌骨、颞颌关节等为危及器官,危及器官剂量限值如下:

视神经、视交叉:$D_{max} \leqslant 54Gy$ 或 1ml 体积 $\leqslant 60Gy$;角膜、晶状体:$\leqslant 9Gy$;脑干:$D_{max} \leqslant 54Gy$ 或 1ml 体积 $\leqslant 60Gy$;脊髓:$D_{max} \leqslant 45Gy$;下颌、颞颌关节:$D_{max} \leqslant 60Gy$;腮腺:至少一侧腺体平均剂量 $\leqslant 25Gy$,或双侧中 20ml $\leqslant 20Gy$。

3. IMRT 调强计划　鼻腔筛窦肿瘤患者的 IMRT 计划,一般采用前九野照射。通过严格物理参数的设计,通过逆向调强进行剂量优化危及器官及正常组织的受照剂量。射野角度分别为 0°、20°、40°、60°、80°、340°、320°、300°,剂量归一为处方剂量包住 95% 的靶区。

4. VMAT 计划　可采用单弧或双弧,靶区较为复杂者推荐采用双弧,起始从 240° 到 120° 的双弧设计,以减少脑干的照射量,通过合理物理参数设计,进行逆向调强设计,剂量归一为处方剂量包住 95% 的靶区。

三、练习题

(一)填空题

1. 鼻腔及鼻窦肿瘤中,最常见的是_____癌。

2. 鼻腔及鼻窦肿瘤术后患者应尽早放疗,尽量不要超过_____周。

3. 上颌窦癌常规放疗三野技术,适用于上颌窦上部或侵犯鼻腔顶壁和筛窦的肿瘤。采用_____野+_____野(外加楔形滤片),前组筛窦可用_____补量。二野技术适用于上颌窦下部肿瘤且无眼眶或筛窦侵犯。采用_____野+_____野(加 45° 楔形滤片)照射。

4. 鼻腔及鼻窦肿瘤放疗推荐 6MV X 线外照射每周_____次。

(二)单项选择题

A1 型题

1. 上颌窦癌单纯放疗适应证**不包括**(　　)

　　A. 高分化鳞癌 　　　　　　　　　B. 未分化癌

　　C. 侵犯范围广无法手术 　　　　　D. 低分化癌

　　E. 肺功能差不能耐受手术

2. 鼻腔/鼻窦肿瘤术后放疗指征**不包括**(　　)

　　A. 手术切缘不净 　　　　　　　　B. 手术安全界不够

　　C. 淋巴结转移较多 　　　　　　　D. T_1 患者不伴淋巴结转移

　　E. 病理为腺样囊性癌

3. 下列有关鼻腔/鼻窦肿瘤说法**不正确**的是(　　)

　　A. 分化差的癌可行术前放疗 　　　B. 术后提示淋巴结转移需行术后放疗

　　C. 根治性放疗可选择同步化疗 　　D. 姑息性放疗可减轻患者梗阻、出血等症状

　　E. 肿瘤影响呼吸时可行气管切开

4. 鼻腔/鼻窦肿瘤根治性放疗 GTV 剂量为(　　)

　　A. 45~50Gy 　　　　　　　B. 50~55Gy 　　　　　　　C. 55~60Gy

　　D. 60~65Gy 　　　　　　　E. 70~75Gy

5. 下列关于鼻窦癌放疗说法正确的是(　　)

　　A. 射线能量越高疗效越好　　　　　B. 电子线不可以用作术后放疗

　　C. IMRT 较常规放疗疗效明显提高　　D. 常规放疗不需要 MRI 检查

　　E. IMRT 靶区勾画主要参照 MRI

6. Varian 最常用什么算法来计算鼻腔筛窦癌肿瘤物理计划（　　）

　　A. IMRT　　　　　　　　　　　　B. VMAT　　　　　　　　C. 3A 算法

　　D. A-IMRT　　　　　　　　　　　 E. 共轭梯度法

7. 鼻腔筛窦癌肿瘤放射治疗过程中需要保护的危及器官**不包括**（　　）

　　A. 下颌骨　　　　　　　　　　　　B. 脊髓　　　　　　　　　C. 脑干

　　D. 视神经　　　　　　　　　　　　E. 双肺

8. 下面关于鼻腔筛窦癌肿瘤最常用的 CT 模拟定位方式是（　　）

　　A. 大型热塑面膜,仰卧位　　　　　B. 乳腺托架,仰卧位

　　C. 腹盆固定器,俯卧位　　　　　　D. 不用固定

　　E. 大型热塑面膜,俯卧位

　　A2 型题

9. 患者,男性,52 岁,上颌窦术后,病理分期 $T_4N_1M_0$,最佳治疗方案为（　　）

　　A. 放疗　　　　　　　　　　　　　B. 化疗　　　　　　　　　C. 放疗+化疗

　　D. 观察　　　　　　　　　　　　　E. 靶向治疗

10. 患者,男性,75 岁,鼻塞三月,诊断为上颌窦癌,拟行根治性放疗,进一步检查**不包括**（　　）

　　A. 鼻腔 MRI　　　　　　　　　　　B. 肝肾功能检查

　　C. 颈部淋巴结触诊　　　　　　　　D. 颅脑 MRI

　　E. 胸部 X 线/CT 检查

　　（三）多项选择题

1. 下列叙述**不正确**的是（　　）

　　A. 部分鼻窦癌患者可行术前放疗

　　B. 放疗是鼻腔及鼻窦癌的重要治疗手段

　　C. 鼻窦癌对于化疗不敏感

　　D. 鼻窦癌术后 1 个月后才能开始放疗

　　E. 局部晚期鼻窦癌可以行同步放化疗

2. 鼻腔筛窦癌肿瘤放疗可以使用的技术有（　　）

　　A. 常规放疗　　　　　　　　　　　B. 调强放疗　　　　　　　C. 适形放疗

　　D. 常规化疗　　　　　　　　　　　E. 热疗

3. 容积调强技术优点有（　　）

　　A. 速度快　　　　　　　　　　　　B. MU 少　　　　　　　　C. 摆位精准

　　D. 设计简单　　　　　　　　　　　E. 没有误差

4. 用于鼻腔筛窦癌肿瘤影像诊断的技术有（　　）

　　A. CT　　　　　　　　　　　　　　B. Portal imaging system　　C. X 线

　　D. MRI　　　　　　　　　　　　　E. PET-CT

　　（四）简答题

　　1. 鼻腔及鼻窦肿瘤的射野原则是什么?

2. 鼻腔及鼻窦肿瘤使用了三种不同射野技术,比较三种计划方式的优劣。

3. 在鼻腔及鼻窦肿瘤中需要重视的器官有哪些?

4. 简述鼻腔及鼻窦肿瘤 CT 模拟定位时注意事项。

（五）问答题

1. 鼻腔及鼻窦肿瘤固定野调强计划如何设计和优化?

2. 鼻腔及鼻窦肿瘤可以使用 RapidArc 技术吗? RapidArc 是调强技术吗? 详细说明。

四、练习题参考答案

（一）填空题

1. 上颌窦

2. 4

3. 一前　两侧　电子线　前　侧

4. 5

（二）单项选择题

1. A 　　2. D 　　3. A 　　4. E 　　5. E 　　6. C 　　7. E 　　8. A 　　9. C 　　10. D

（三）多项选择题

1. CD 　　　2. ABC 　　　3. AB 　　　4. ADE

（四）简答题

1. 答:避开及保护重要器官,降低患者并发症概率,减轻病患痛苦。

2. 答:各有特点,应该根据患者实际情况,以及加速器特点综合考虑使用何种技术。

3. 答:颞叶、垂体、脑干、脊髓、视神经、视交叉、角膜、晶状体、耳蜗、腮腺、下颌骨等。

4. 答:CT 定位时,患者仰卧于固定体架上,鼻腔及鼻窦肿瘤可采用大面膜固定,双手放于身体两侧,双腿自然并拢,全身放松。扫描条件设为轴位扫描,层厚一般为 3mm,扫描范围根据病变部位、范围而定。

（五）问答题

1. 答:调强设野方案:采用 6MV X 线,设 7~9 个方向射野,一般采用奇数野,不需要避开脊髓。颈段、胸上段食管癌可在 360°等角度 9 野均分的基础上适当调整射野角度,避开肩膀;设置辅助器官环带(ring,PTV 外放 5mm 生成两个 1cm 的环)、sc+3mm(脊髓外扩 3mm 的区域)等。在计划优化中,可手动勾画一些区域参与优化,以提升计划的质量。

2. 答:可以,容积调强治疗或 RapidArc 放射治疗技术是一种先进的 IMRT,在单弧或多弧治疗期间,机架呈 360°旋转,从而保证投照精准塑造的 3D 剂量分布。在传统 IMRT 治疗过程中,机器必须围绕患者旋转多个角度,或者重复停止和启动,以从多个不同的角度治疗肿瘤,VMAT/RapidArc 与其截然不同,能够在一次 360°旋转过程中将剂量投照到整个肿瘤,整个过程通常不到 2min。RapidArc 使用来自瓦里安的特殊软件和先进的直线加速器,实施调强治疗的速度比先前最多快 8 倍。其算法能确保治疗精度,确保不伤害到周围的健康组织。软件创新,配合瓦里安已有治疗技术,成就了 RapidArc 治疗技术。RapidArc 由治疗计划和治疗实施两部分组成,可用于放射治疗和放射手术治疗患者。容积调强治疗不同于螺旋 IMRT 或调强弧形治疗等现有技术,因为它提供的是整个靶区的剂量,而不是分层剂量。治疗计划算法保证了治疗准确度,尽可能减少对周围健康组织的投照剂量。

（马长升　陈进琥）

第七节　口腔及口咽癌

一、学习目标

1. 掌握精确放疗计划设计。
2. 熟悉口腔及口咽癌放疗危及器官勾画与限量。
3. 了解口腔及口咽癌放疗适应证及放疗时机。

二、重点和难点内容

重点和难点:口腔及口咽癌的靶区和剂量、危及器官的确定与勾画、精确放疗计划设计。

(一)靶区和剂量

1. 口腔癌

(1) 根治性放疗:GTV 为原发肿瘤及阳性淋巴结,总剂量 69.96Gy/(2.12Gy×33 次)。CTV1 包括 GTV 及高危淋巴引流区,总剂量 60.06Gy(1.82Gy×33 次)。CTV2 为需要预防照射的低危淋巴引流区,总剂量 50.96Gy(1.82Gy×33 次)。

(2) 术后放疗:GTV_{tb} 指瘤床,总剂量 66Gy/(2.0Gy×33 次),如切缘阳性或肿瘤残留,剂量可达 69.96Gy/(2.12Gy×33 次)。CTV1 包括 GTV 及高危淋巴引流区,总剂量 60.06Gy(1.82Gy×33 次)。CTV2 为需要预防照射的低危淋巴引流区,总剂量 50.96Gy(1.82Gy×33 次)。

2. 口咽癌

(1) 根治性放疗:GTV 为原发肿瘤及阳性淋巴结,总剂量 70Gy/(2~2.12Gy×33~35 次)。CTV1 包括原发灶周围可能侵犯的范围(原发灶外放 1.5~2cm),阳性淋巴结区域应外放一站,总剂量 60Gy/(1.82~2Gy×30~33 次)。CTV2 为低危区,指可疑转移区域或潜在转移风险区域,总剂量 50Gy/(1.8~2Gy×25~28 次)。

(2) 术后放疗:GTV_p:残存肿瘤,原则同根治性放疗。CTV1 为高危区,肿瘤瘤床外放 1.5~2cm 和病理阳性淋巴结区域,总剂量 60~66Gy/(2Gy×30~33 次)。CTV2 为低危区,指潜在转移风险区域,总剂量 50Gy/(1.8~2Gy×25~28 次)。

(二)危及器官的确定与勾画

口腔及口咽癌放疗危及器官有脊髓、脑干、视神经、视交叉、腮腺、下颌骨、喉、甲状腺、颌下腺、舌下腺、食管等,原则上同鼻咽癌。

(三)精确放疗计划设计

1. 模拟定位　同鼻咽癌的固定方式,在定位中采用头颈肩面膜固定,仰卧位,含口塞。扫描范围包括头颈胸上部,层距 3mm、要求增强扫描。为辅助勾画靶区,可进行 MRI 和 PET 扫描,并与计划 CT 扫描融合。基于患者解剖和肿瘤的范围选择等中心点,一般在肿瘤中心处,可考虑实际照射摆位情况进行微调。

2. 放疗计划　IMRT 已经成为口腔及口咽癌放射治疗的首选治疗方式,在确定好口腔癌(口咽癌)靶区后,勾画脑干、脊髓、晶状体、腮腺、视神经等危及器官。口腔癌(口咽癌)的 IMRT 放疗多采用同步加量的放射治疗技术,对于危及器官的保护可参考鼻咽癌的剂量限制要求;把口腔(口咽)原发肿瘤区、肿大淋巴结和颈部预防淋巴结作为不同的靶区,同时给予不同剂量的照射。

(1) 固定野调强计划:采用同步加量照射,IMRT 采用 7~9 野调强照射,射野角度采用均匀布野或者只在上面布野的方式,也可以根据淋巴结的走向有所改变。食管和气管因为紧贴靶区,所以需保证食管气管的剂量不高于处方剂量。同样根据初步优化的剂量分布的结果,把肿瘤区域以外的正常组织上产生剂量热点作为感兴趣器官勾画出来定义为 Hot,把肿瘤区域内产生的低于处方剂量的区域勾画出来定义为 Cool。增加辅助器官和感兴趣器官优化条件,反复优化后,对不同的优化结果进行比较,直到达到满意的剂量分布,最终得到的剂量线分布和 DVH。最后在TPS 中进行叠加,分析两个进程加起来后的剂量分布,在 DVH 上分析靶区及危及器官的限量是否达到临床要求。

（2）容积调强计划:可采用 6MV X 线双弧共面照射。第一个弧机架自 179.9° 逆时针旋转至180.1°,机头角度为 0°,床角为 0°;第二个弧机架自 179.9° 逆时针旋转至 180.1°,机头角度为 0°,床角为 0°,剂量率设置为 600MU/min,每个弧设置一定的准直器大小。VMAT 优化共分为 4 个阶段,靶区及危及器官的优化参数设置及调整主要在第一和第二阶段完成,每个优化过程尽量长,等到罚分曲线变平后,再进入下一个阶段优化。

三、练习题

（一）填空题

1. 口腔癌包括_____、_____、_____等,口咽癌包括_____、_____、_____等。

2. 口腔癌术后放疗瘤床照射总剂量一般为_____ Gy,如切缘阳性或肿瘤残留,剂量可达_____ Gy。

3. 扁桃体癌常规放疗时,上界一般为_____水平;下界:_____水平;前界:至少超出病变前缘 2cm,后界:包括颈后淋巴引流区。

4. 口腔癌 VMAT 放疗计划可采用_____ MV X 线双弧共面照射,剂量率设置为_____ MU/min。

（二）单项选择题

A1 型题

1. 口腔癌术后放疗适应证**不包括**(　　)

   A. 局部晚期病变(T_3、T_4)　　　B. 淋巴结包膜外受侵　　　C. 切缘阳性

   D. 肿瘤侵及神经、脉管　　　E. 淋巴结 N_1

2. 有关口咽癌叙述正确的是(　　)

   A. 舌癌属于口咽癌　　　　　　　B. T_1N_0 患者首选放疗

   C. 所有患者应先手术　　　　　　D. 术后淋巴结未见转移均不需要放疗

   E. 术后患者均需要全身化疗

3. 下列说法**错误**的是(　　)

   A. 部分口腔癌根治性放疗疗效与手术相当

   B. 不能手术的口腔癌可行根治性放疗

   C. 未分化癌术后患者需行术后放疗

   D. 手术前不能行放疗,以免无法辨认肿瘤边界

   E. 术后复发患者可行放化综合治疗

4. 口腔癌放疗根治量约为(　　)

   A. 45Gy　　　　　　　　　B. 50Gy　　　　　　　　　C. 56Gy

   D. 60Gy　　　　　　　　　E. 70Gy

5. 口咽癌术后肿瘤残存,残余肿瘤放疗剂量为(　　)

A. 45Gy
B. 50Gy
C. 56Gy

D. 60Gy
E. 70Gy

6. 下面**不是**口腔癌与口咽癌的危及器官( )

A. 脊髓
B. 脑干
C. 腮腺

D. 喉
E. 心脏

7. 口咽癌预防照射区域通常是指( )

A. 原发肿瘤
B. 阳性淋巴结
C. 瘤床

D. 低危淋巴引流区
E. 高危淋巴引流区

8. 口咽癌原发肿瘤及阳性淋巴结的根治剂量通常为( )

A. 100Gy
B. 80Gy
C. 70Gy

D. 60Gy
E. 50Gy

9. 口咽癌的定位方式通常为( )

A. 仰卧位热塑膜固定
B. 俯卧位热塑膜固定

C. 仰卧位真空垫固定
D. 俯卧位真空垫固定

E. 不用固定

10. 口咽癌定位CT的扫描层厚一般为( )

A. 1mm
B. 2mm
C. 3mm

D. 4mm
E. 5mm

11. 下列**不符合**临床计划设计要求的是( )

A. 口咽癌的GTV的处方剂量要包绕95%的GTV体积

B. 口咽癌IMRT计划通常采用7~9个不同角度的射野

C. 脊髓的放疗最大剂量为52Gy

D. 目前最常用的X线能量为6MV

E. 腮腺的剂量通常评估平均剂量且小于26Gy

12. 口咽癌进行模拟定位时最常用的影像为( )

A. MRI
B. PET
C. 超声

D. X片
E. CT

13. 口咽癌IMRT计划设计描述**错误**的是( )

A. IMRT是目前口咽癌放疗最常采用的技术

B. 口咽癌IMRT的射野个数通常为7~9野

C. 口咽癌的计划设计危及器官的限量通常参考鼻咽癌的要求

D. 最常用的X线能量为6MV

E. 当计划需要进行两个进程设计时,无须将两个计划叠加进行评估

14. 口咽癌VMAT计划设计描述**错误**的是( )

A. 口咽癌VMAT计划设计为了提高计划质量通常采用2~3个弧

B. 选用的剂量率为600MU/min

C. VMAT中危及器官剂量限值可参考IMRT的剂量限值

D. 通常采用共面照射

E. VMAT计划GTV的处方剂量无须归一到包绕95%的GTV体积

A2型题

15. 患者,男性,64岁,齿龈癌术后,病理分期$T_3N_1M_0$,最佳治疗方案为( )

A. 放疗   B. 化疗   C. 放疗+化疗

D. 观察   E. 靶向治疗

16. 患者,男性,55 岁,舌癌术后放疗中,出现严重口腔黏膜反应,下列处理措施认为**不当**的是( )

  A. 避免刺激性食物   B. 营养支持治疗

  C. 维生素 B_{12} 溶液漱口   D. 镇痛药物使用

  E. 等口腔黏膜反应完全好转后再放疗

（三）多项选择题

1. 关于口咽癌放疗**不正确**的是( )

  A. $T_{1\sim2}$ 首选放疗

  B. 术后放疗一般在术后 2 周左右

  C. 晚期患者同步放化疗效果要优于单纯放疗

  D. 高危淋巴引流区剂量一般为 50Gy 左右

  E. 淋巴结 N_2 以上需要行术后放疗

2. 目前治疗口咽癌会用到的放疗技术有( )

  A. IMRT   B. VMAT   C. 3DCRT

  D. 电子线放疗   E. 近距离放疗

3. 口腔及口咽癌通常会涉及的危及器官包括( )

  A. 脊髓   B. 食管   C. 心脏

  D. 腮腺   E. 肾

4. 下列关于口咽癌放疗技术的描述正确的是( )

  A. 目前口咽癌的主要放疗技术为 IMRT 和 VMAT

  B. 口咽癌的原发肿瘤及阳性淋巴结的根治剂量通常为 68~70Gy

  C. 口咽癌通常采用真空垫进行体位固定

  D. 口咽癌需要保护的危及器官包括腮腺、脊髓、喉、食管、甲状腺和肾

  E. 电子线可用于颈部淋巴结的补量

5. 口腔癌包括( )

  A. 舌癌   B. 齿龈癌   C. 口底癌

  D. 颊黏膜癌   E. 喉癌

6. 下列关于口咽癌模拟定位描述正确的是( )

  A. 口咽癌采用仰卧位固定,含口塞

  B. 定位 CT 的扫描层厚通常为 5mm

  C. 除了采用 CT 图像外,可进行 PET/MRI 扫描,并与定位 CT 融合辅助进行靶区的勾画

  D. 基于患者的解剖位置和肿瘤范围设置中心点,通常选在肿瘤中心位置

  E. 定位 CT 的扫描范围为头颈及胸上部

（四）简答题

  1. 简述口腔癌放疗的适应证及治疗原则。

  2. 简述口咽癌放疗的适应证及治疗原则。

  3. 口腔癌及口咽癌 CT 模拟定位的要求有哪些?

（五）问答题

  口腔癌及口咽癌的同步加量调强的照射范围及布野方法。

四、练习题参考答案

（一）填空题

1. 舌 齿龈 口底 扁桃体 舌根 软腭

2. 66 70

3. 颧弓 甲状软骨切迹

4. 6 600

（二）单项选择题

1. E 2. B 3. D 4. E 5. E 6. E 7. D 8. C 9. A 10. C
11. C 12. E 13. E 14. E 15. C 16. E

（三）多项选择题

1. BD 2. ABCDE 3. ABD 4. ABE 5. ABCD 6. ACDE

（四）简答题

1. 答：（1）早期病例（T_1、T_2），放疗可取得和手术相当的疗效。

（2）$T_{3\sim4}N_0$ 或淋巴结阳性的病例术前放疗，不能手术者可采用根治性放疗。

（3）术后放疗指征：①局部晚期病变（$T_{3\sim4}$）。②淋巴结 N_2 以上或包膜外受侵。③切缘阳性或手术安全距离不够（<5mm）。④肿瘤侵及脉管、神经。⑤分化差或未分化癌。

2. 答：（1）$T_{1\sim2}N_{0\sim1}$ 患者首选根治性放疗，不能手术者可选择根治性放疗。

（2）T_2N_1 及以上患者放疗与化疗联合使用，可选择诱导和/或同步，肿瘤残存者可行手术治疗，或行术前放疗。

（3）术后放疗指征：①局部晚期病变（$T_{3\sim4}$）。②淋巴结 N_2 以上或包膜外受侵。③切缘阳性或手术安全距离不够（<5mm）。④肿瘤侵及脉管、神经。⑤分化差或未分化癌。

3. 答：同鼻咽癌的固定方式，在定位中采用头颈肩面膜固定，仰卧位，含口塞。扫描范围包括头颈胸上部，层距 3mm、要求增强扫描。为辅助勾画靶区，可进行 MRI 和 PET 扫描，并与计划 CT 扫描融合。基于患者解剖和肿瘤的范围选择等中心点，一般在肿瘤中心处，可考虑实际照射摆位情况进行微调。

（五）问答题

答：口腔癌（口咽癌）同步加量的调强放疗计划设计：口腔癌（口咽癌）的靶区勾画分为原发肿瘤区（术后瘤床/残存肿瘤），阳性淋巴结，高危淋巴引流区，需要预防照射的低危淋巴引流区。IMRT 采用 7~9 野调强照射，射野角度采用均匀布野或者只在上面布野的方式，也可以根据淋巴结的走向有所改变。照射的靶区一般为原发肿瘤区，阳性淋巴结，高危淋巴引流区，低危淋巴引流区。危及器官脊髓、脑干、视神经、视交叉、腮腺、下颌骨、喉、甲状腺、颌下腺、舌下腺、食管等。

（张桂芳　林秀桐）

第八节　食　管　癌

一、学习目标

1. 掌握食管癌适形、调强放疗计划的设计。

2. 熟悉食管癌放疗危及器官勾画与限量。

3. 了解食管癌放疗适应证。

二、重点和难点内容

重点和难点:食管癌靶区确定与勾画、危及器官的确定与勾画、精确放疗计划设计等。

(一)靶区确定与勾画

1. 单纯放疗　GTV(原发肿瘤)为食管造影片、内镜可见的肿瘤长度、CT 片或 PET-CT 所显示的食管原发肿瘤(前后左右)。GTV$_{nd}$(转移淋巴结)为查体和影像学(CT/PET-CT/EUS)显示的转移淋巴结或异常肿大的淋巴结。CTV(临床靶区)指亚临床病灶的区域包括原发灶(T)和高概率转移的区域淋巴结(N)。PTV(计划靶区)为在 CTV 基础上外扩 0.5cm,颈段食管癌外扩 0.3cm。

2. 术后放疗　根治性手术后(R0 切除)Ⅱa 期患者 CTV 上界为环甲膜水平(上段食管癌)或 T$_1$ 椎体的上缘(中段和下段)。下界为隆嵴下 3cm 或瘤床下 2~3cm,包括锁骨上、下颈、锁骨头水平食管气管沟淋巴结引流区、2 区、1 区、3p 区、4 区、7 区淋巴结引流区。上段食管癌或上切缘≤3cm 者应包括吻合口。PTV 一般在 CTV 基础上外扩 0.5cm。而对于Ⅱb~Ⅲ期患者,根据肿瘤所在部位和转移淋巴结个数不同,CTV 勾画范围有所不同,在 CTV 基础上外扩 0.5cm 生成 PTV。

(二)食管癌危及器官的确定与勾画

包括肺、脊髓、心脏,手术患者包括术后胸腔胃。

(三)精确放疗计划设计

1. 三维适形计划设计

(1) 模拟定位:常用模拟机下定位和 CT 下定位。模拟机定位时,患者仰卧于定位床,吞食钡餐造影以显示病变所在位置和病变长度及轴向偏移程度。CT 定位时,患者仰卧于固定体架上,颈段、胸上段食管癌可采用大面膜固定,双手放于身体两侧;胸中、下段食管癌可采用真空体位固定垫固定,双手抱肘置额前,双腿自然并拢,全身放松。扫描条件设为轴位扫描,层厚一般为 3mm,扫描范围根据病变部位、范围而定。

(2) 颈段及胸上段食管癌:一般采用 6~8MV X 线,4 个固定适形野,分前、后、左、右照射方向。前后野的权重为主,水平野可以躲开脊髓,脊髓最大剂量控制在 45Gy 左右。颈段、胸廓入口处、胸上段食管由于其所在身体部位的厚度差异大,食管的位置距体表的深度不一样,如果深度较深的靶区剂量不够可以加一补量的野。

(3) 胸中、下段食管癌:一般采用 6~15MV X 线,4~6 个固定适形野。射野遵循以下四个原则:①从入射平面到靶区中心距离短。②避开危及器官。③射野边平行于靶区的最长边。④与相邻射野夹角大,分前后左右 4 个野或左前、右后、右前、左后、前 5 个野或在此基础上再加一个适形野(其中至少有两个射野避开脊髓),对于术后放疗的患者射野时应尽量避免穿过胸腔胃,如果无法避免穿过胸腔胃则应尽量减少穿过胸腔胃射野的权重。对放疗后缩野加量的患者则尽量采用侧野照射,避开脊髓、胃,脊髓受量控制在 30% 左右。

2. 固定野调强计划设计　采用 6MV X 线,设 5~7 个方向射野,一般采用奇数野,不需要避开脊髓。颈段、胸上段食管癌可在 360°等角度 7 野均分的基础上适当调整射野角度,避开肩膀;胸中、下段食管癌以减少肺照射体积为原则,可采用沿体中线两侧蝴蝶形布野,权重平均分配,先设置辅助器官环带(ring,PTV 外放 5mm 生成两个 1cm 的环)、sc+3mm(脊髓外扩 3mm 的区域)等。在计划优化中,可手动勾画一些区域参与优化,以提升计划的质量。

3. 容积调强计划设计　针对食管癌制订容积调强计划时设野方案一般采用 6MV X 线,共面照射,剂量率设置为 600MU/min,根据靶区分布设计 2~4 个弧,为了降低肺的受照剂量可以设置部分弧,每个弧设置一定的准直器大小,优化条件与逆向调强优化参数相同,通过反复调整优化条件和权重达到理想的剂量分布。

三、练习题

（一）填空题

1. 胸下段食管癌放疗照射的淋巴引流区包括：食管旁、4 区、7 区、8 区的淋巴结引流区和_____、_____周围的淋巴结引流区。

2. 食管癌放疗 CTV 以 GTV 前后左右方向外放 0.6~0.8cm，外扩后如解剖屏障在内需做调整，GTV 上下方向外扩_____ cm。

3. 食管癌按肿瘤部位分为胸上段、胸中段和_____食管癌，最适宜根治性放疗的是_____食管癌。

4. 食管癌放射治疗危及器官包括_____、_____、_____，手术患者包括术后_____。

5. 颈段及胸上段食管癌一般采用_____ MV X 线，_____个固定适形野分_____、_____、_____、_____照射方向。

6. 食管癌固定野调强计划设计一般采用_____ X 线，设_____个方向射野，一般采用_____野，不需要避开_____。

（二）单项选择题

A1 型题

1. 胸中段食管癌放射治疗过程中需要保护的危及器官**不包括**（　　）
   A. 心脏　　　　　　　　B. 脊髓　　　　　　　　C. 脑干
   D. 左肺　　　　　　　　E. 右肺

2. 食管癌放射治疗计划危及器官受照剂量**不能满足**临床要求的是（　　）
   A. 双肺 V_5：45%　　　　B. 双肺 V_{20}：25%　　　　C. 双肺 D_{mean}：12Gy
   D. 双肺 V_{30}：10%　　　　E. 脊髓最大点剂量 52Gy

3. 关于颈段及胸上段食管癌适形计划设计**不正确**的是（　　）
   A. 前后野的权重为主　　　　　　　　B. 4~6 个固定适形野
   C. 不需要有射野避开脊髓　　　　　　D. 射野边平行于靶区的最长边随意分配
   E. 从入射平面到靶区中心距离要短

4. 下面关于颈段食管癌最常用的 CT 模拟定位方式是（　　）
   A. 大型热塑面膜，仰卧位　　　　　　B. 乳腺托架，仰卧位
   C. 腹盆固定器，俯卧位　　　　　　　D. 不用固定
   E. 乳腺托架，俯卧位

5. 食管癌 CT 模拟扫描层厚一般选择（　　）
   A. 3mm　　　　　　　　B. 1mm　　　　　　　　C. 7mm
   D. 10mm　　　　　　　　E. 12mm

6. 食管癌容积旋转调强计划剂量率一般设置为（　　）
   A. 200MU/min　　　　　B. 300MU/min　　　　　C. 400MU/min
   D. 600MU/min　　　　　E. 100MU/min

7. 颈段食管癌放射治疗射线能量一般选择（　　）
   A. 6MeV 电子线　　　　B. 15MV X 线　　　　　C. 6MV X 线
   D. 15MeV 电子线　　　　E. 12MeV 电子线

8. 对于食管癌术后放疗的患者射野时应尽量**避免**穿过（　　）

  A. 心脏   B. 胸腔胃   C. 脊髓

  D. 左肺   E. 右肺

9. 食管癌放射治疗计划评估时用于显示剂量分布的最常用的工具是(　　　)

  A. 射野方向观   B. 等剂量曲线   C. 剂量体积直方图

  D. 射野角度   E. 均匀性指数

10. 食管癌放射治疗计划要求处方剂量线包绕(　　　)以上的靶区体积

  A. 80%   B. 95%   C. 90%

  D. 85%   E. 88%

11. 下列**不属于**根治性放疗的适应证的是(　　　)

  A. 临床分期Ⅰ期不伴有心肺基础疾病   B. 临床分期Ⅱ期不伴有心肺基础疾病

  C. 临床分期Ⅲ期不伴有心肺基础疾病   D. 临床分期Ⅳ期不伴有心肺基础疾病

  E. 临床分期Ⅲ期伴有心肺基础疾病

12. 下列食管癌分期**不需要**术后放疗的是(　　　)

  A. $T_1N_0M_0$ B. $T_2N_0M_0$ C. $T_3N_0M_0$

  D. $T_2N_1M_0$ E. $T_3N_1M_0$

13. 食管癌根治性放疗 CTV 在 GTV 基础上(　　　)

  A. 前后左右方向外放 0.2~0.5cm,V 上下方向外扩 3~5cm

  B. 前后左右方向外放 0.6~0.8cm,V 上下方向外扩 1~2cm

  C. 前后左右方向外放 0.8~1cm,V 上下方向外扩 3~5cm

  D. 前后左右方向外放 0.2~0.5cm,V 上下方向外扩 1~2cm

  E. 前后左右方向外放 0.6~0.8cm,V 上下方向外扩 3~5cm

14. 对于局部晚期的食管癌(T_{4a}),最佳的治疗方式是(　　　)

  A. 根治性放疗   B. 手术

  C. 新辅助放化疗后手术   D. 中药治疗

  E. 支架植入

15. 下列**不是**食管上段癌术后区域淋巴结照射范围的是(　　　)

  A. 2 区   B. 4 区   C. 7 区

  D. 胃周围淋巴结引流区   E. 3P 区

16. 食管癌根治性放疗剂量是(　　　)

  A. 45~50Gy   B. 50~55Gy   C. 55~60Gy

  D. 60~64Gy   E. 66~70Gy

17. 食管癌术前放疗剂量为(　　　)

  A. 41.4Gy   B. 45Gy   C. 50Gy

  D. 47Gy   E. 49Gy

18. 下列**不属于**食管癌放疗勾画的危及器官的是(　　　)

  A. 肺   B. 脊髓   C. 腮腺

  D. 心脏   E. 肝脏

  A2 型题

19. 患者,女性,72 岁,进行性吞咽困难 2 个月,伴有胸骨后疼痛。首先应考虑的疾病是(　　　)

  A. 食管癌   B. 食管炎   C. 胃炎

  D. 胃癌   E. 消化不良

20. 患者,男性,56 岁。系食管中段癌术后,转移淋巴结 1~2 枚,术后放疗 CTV 下界是(　　)

    A. 瘤床下 1~2cm   B. 瘤床下 2~3cm   C. 瘤床下 3~4cm

    D. 瘤床下 4~5cm   E. 瘤床下 5~6cm

(三)多项选择题

1. 胸中段食管癌术后放射治疗过程中需要保护的危及器官包括(　　)

    A. 心脏   B. 脊髓   C. 腮腺

    D. 胸腔胃   E. 双肺

2. 食管癌放射治疗定位方法包括(　　)

    A. 模拟机   B. 大孔径 CT   C. PET/CT

    D. MRI   E. DSA

3. 食管癌放疗计划分析与评估的常用的指标有(　　)

    A. 等剂量曲线   B. 靶区覆盖度   C. 危及器官受量

    D. 适形度指数   E. 均匀性指数

4. 食管癌放射治疗计划审核内容包括(　　)

    A. 参考点设置   B. 等中心设置   C. 能量选择

    D. 处方剂量   E. 射野角度

5. 下列关于食管癌调强放射治疗计划设计正确的是(　　)

    A. 采用 6MV X 线   B. 颈段射野尽量避免穿过肱骨头

    C. 胸中段射野以减少肺照射体积为原则   D. 设置辅助器官

    E. 要求处方剂量线包绕 95% 以上的靶区体积

6. 对于食管癌放疗危及器官限量问题,下列说法正确的是(　　)

    A. 肺:MEAN≤13Gy,双肺 V_{20}≤30% V_{30}≤20% V_5≤60%

    B. 同步放化疗患者双肺 V_{20}≤28%

    C. 术后胸腔胃:V_{40}≤40%~50%,容许出现高剂量点

    D. 心脏:V_{40}≤40%

    E. 脊髓:平均剂量 9~21Gy 且 0 体积剂量≥45Gy/6 周

7. 下列属于食管中段癌单纯放疗 CTV 勾画的淋巴结引流区是(　　)

    A. 食管气管沟   B. 食管旁   C. 1 区

    D. 2 区   E. 4 区

(四)简答题

1. 简述食管癌 CT 模拟定位时注意事项。

2. 简述胸中、下段食管癌三维适形放疗射野遵循的四个原则。

3. 胸中段食管癌术后放疗的患者射野时应注意哪些问题?

(五)问答题

1. 食管癌固定野调强计划如何设计和优化?

2. 食管癌容积旋转调强计划如何设计?

3. 简述食管癌放疗计划分析与评估常用的指标。

(六)病例分析题

病例:中年男性,病理类型:鳞癌;靶区分布:颈部淋巴引流区、上纵隔淋巴引流区和胸段食管;根据(图7-1见文末彩图)患者的靶区分布分析此患者放射治疗计划射野角度的设置。

四、练习题参考答案

（一）填空题

1. 胃左　贲门

2. 3~5

3. 胸下段　胸上段

4. 肺　脊髓　心脏　胸腔胃

5. 6~8　4　前　后　左　右

6. 6　5~7　奇数　脊髓

（二）单项选择题

1. C	2. E	3. C	4. A	5. A	6. D	7. C	8. B	9. B	10. B
11. D	12. A	13. E	14. A	15. D	16. D	17. A	18. C	19. A	20. B

（三）多项选择题

1. ABDE　　2. ABCD　　3. ABCDE　　4. ABCDE　　5. ABCDE　　6. ABDE

7. ABCDE

（四）简答题

1. 答：CT 定位时，患者仰卧于固定体架上，颈段、胸上段食管癌可采用大面膜固定，双手放于身体两侧；胸中、下段食管癌可采用真空负压袋固定，双手抱肘置额前，双腿自然并拢，全身放松。扫描条件设为轴位扫描，层厚一般为 3mm，扫描范围根据病变部位、范围而定。

2. 答：①从入射平面到靶区中心距离短。②避开危及器官。③射野边平行于靶区的最长边。④与相邻射野夹角大。

3. 答：胸中段食管癌术后放疗的患者术后解剖结构发生改变，射野时尽量避免穿过胸腔胃，如果无法避免穿过胸腔胃则应尽量减少穿过胸腔胃射野的权重，来减轻胃的放疗副作用。

（五）问答题

1. 答：调强设野方案：采用 6MV X 线，设 5~7 个方向射野，一般用奇数野，不需要避开脊髓。颈段、胸上段食管癌可在 360°等角度 7 野均分的基础上适当调整射野角度，避开肩膀；胸中、下段食管癌以减少肺照射体积为原则，可采用沿体中线两侧蝴蝶形布野，权重平均分配，先设置辅助器官环带（ring，PTV 外放 5mm 生成两个 1cm 的环）、sc+3mm（脊髓外扩 3mm 的区域）等。在计划优化中，可手动勾画一些区域参与优化，以提升计划的质量。

2. 答：针对食管癌制订容积调强计划时设野方案一般采用 6MV X 线，共面照射，剂量率设置为 600MU/min，根据靶区分布设计 2~4 个弧，为了降低肺的受照剂量可以设置部分弧，每个弧设置一定的准直器大小，优化条件与逆向调强优化参数相同，通过反复调整优化条件和权重达到理想的剂量分布。

3. 答：（1）靶区：等剂量曲线分布、剂量体积直方图、靶区覆盖度、适形度、剂量均匀性、靶区最大剂量、最小剂量、平均剂量等。

（2）危及器官：是否满足临床医生的要求，能否进一步改进，降低危及器官的受量，高于处方剂量的区域尽量不要落在肺、心脏、脊髓等区域。

（3）使用"肿瘤控制率""正常组织的放射并发症发生率"等参数对计划进行比较和优化，进行放射生物学方面的评价。

（六）病例分析题

本例患者靶区较长且邻近较多危及器官，可采用射野分段照射，在 2D 或 3D 视图下，根据不同层面靶区的形状位置,以及靶区和危及器官的相对位置关系,手动进行射野设置。颈部淋巴引流区和上纵隔淋巴引流区靶区不规则,离脊髓较近,射野时要有射野尽量避开脊髓和肱骨头,可增加两个后斜野方向提高靶区适形度,胸段食管靶区在射野时要以减少肺照射体积为原则。射野角度可设为 0°、35°、70°、150°、200°、290°和 325°,70°和 290°穿过肺体积较多,所以将 70°和 290°射野的二级准直器固定的锁骨上淋巴引流区和上纵隔淋巴引流区靶区的下界,胸段食管靶区由 0°、35°、150°、200°和 325°5 个照射野照射。

(尹勇　巩贯忠)

第九节　肺　　癌

一、学习目标

1. 掌握肺癌放射治疗的基本原则。
2. 熟悉肺癌常见放疗计划的类型。
3. 了解 IMRT、VMAT 以及 SBRT 计划设计的准则。

二、重点和难点内容

(一)常规放疗

重点和难点:常规放疗的实施方法。

根据原发灶及转移淋巴结确定照射范围,先给予前后对穿野照射,控制脊髓受量在 40Gy 以下,改斜野避开脊髓等中心放疗,推量至 60Gy 左右。双侧锁骨上不做预防照射,如同时行锁骨上照射,应注意两野之间的间隙,避免脊髓超量。有肺不张情况,需每周透视 1 次了解肿瘤退缩及肺复张情况,及时更改照射野。

(二)精确放疗

重点和难点:肺癌的模拟定位要考虑到呼吸运动的影响、三维适形放疗时注意中心型肺癌和周围型肺癌的布野技巧、开展 SBRT 技术对设备的要求及计划设计方法。

1. 模拟定位　CT 模拟机上进行模拟定位,通常使患者保持仰卧位,双手抱头,并采用一定方式(如真空垫、热塑模)固定体位,特殊情况(如 SBRT)时使用特殊或复合式固定方式。扫描条件设为轴位扫描,层厚一般为 3mm。扫描范围为自下颈部到近肝脏下缘,以使图像包括整个胸腔,确保能完整的勾画和评估肺组织。为了避免强化 CT 中造影剂造成的大血管及心室部位出现剂量偏差,建议获取强化和平扫 CT 图像。强化 CT 用于确定靶区,非强化 CT 用于剂量计算。为了更精确地确定靶区,可以结合多种影像学图像,比如 PET、MRI 等。同时,为了对呼吸运动进行管理,可以在进行 CT 扫描时配合一定措施,比如腹部压块、主动呼吸控制、四维 CT 扫描、呼吸门控等。需要指出的是,无论是多模态影像应用还是呼吸管理,扫描体位都要尽可能保持与定位 CT 一致,并在实施治疗时有良好的重复性。将定位图像传输至计划系统后,由医师基于定位图像(及多模态影像)确定并勾画靶区及危及器官。

2. 三维适形计划

(1)中心型肺癌适形放疗计划设计:一般采用 6MV X 线,4~6 个固定适形野。调整侧野角度尽量使其长轴平行于靶区,减少射线穿过肺组织体积(即包含在射线传输路径中的肺组织的体积),保证至少一个射野能完全避开脊髓,并应使所有射野夹角尽量大于 40°。常见为 5 野照射:前后野对穿照射处于肺门和纵隔的靶区,一对侧野避开脊髓,一个右前斜野增加剂量分布适形度在脊髓不超量的情况下,以前后野为主。当靶区靠近胸部后侧,为避免射线损伤过多肺组织,可改为后侧斜野以减小射束路径。然后根据射野方向观(BEV)给予 MLC 或挡块。由于存在射野半影,因此需要使 MLC 或挡块边缘与靶区外边界保持一定距离:前后野左右为 5~8mm,侧野左右为 3~5mm,上下为 5~10mm。当靶区形状较不规则时(比如扭转),可以根据靶区三维空间情况适当增加射野数量,以增加剂量适形度,降低危及器官受量。当肺受量高于计划要求时,可以通过适当增加前后野权重,减少侧野权重,以减少肺受量。此时脊髓的受量会增加,并可能会降低适形度,甚至会使一部分靶区低于处方剂量,但这是一个调整-平衡的过程,最终要符合临床要求。同时,某些情况下提高照射能量会达到降低肺受量,减少高剂量区域,增加适形度的效果。不过由于防护原因,不推荐使用大于 10MV 的能量。

(2)周围型肺癌适形放疗计划设计:采用 6MV X 线,射野数目较中心型少,一般设置 3~5 个固定适形野。此类型靶区通常偏离肺门而居于肺组织中或靠近胸壁,所以射野角度与中心型稍有不同,以尽量减少照射肺组织为主。前后射野的权重调整与肺受量变化不具有比例关系,应以角度与肺组织相交的体积较少,路径较短的射野为主权重。如果是大剂量分割,建议多野,以形成较好的适形度和剂量跌落梯度。由于靶区与脊髓、心脏和食管的距离较远,射野角度存在较大选择余地,可不断尝试以达到最佳效果。若靶区接近胸壁,不宜设置贯穿健侧肺的角度,宜采用切线角度。

3. 固定野调强计划　IMRT 治疗具高适形度、剂量提升及危及器官保护等优势,但仍存在诸如呼吸运动、较大低剂量区等方面问题。建议采用 6MV X 线,射野数目和角度分križ,应根据实际情况进行调整,需要考虑以下因素:尽量减少肺受照总体积(尤其是健侧肺),减少肺低剂量区;避开肱骨头、上举不够充分的手臂等特殊位置);由于扫描孔径限制或其他因素造成 CT 图像未包含所有身体轮廓信息时,不建议射束于此处入射。如果刻板地按照处方给定方案进行优化,转换为最终实际剂量分布时,会与处方要求存在一定差异。胸部组织密度不均一性的特点会使这个效应尤为明显。因此需要在优化时适当使用一定的技巧,例如要求 95% 的 PTV 体积达到临床处方剂量,那么在优化时 PTV 的优化目标一般要高于此值,即 97% 或 98% 的 PTV 达到处方剂量。危及器官也存在此问题。在优化时某一器官的限制参数应低于评估值,比如要求肺 $V_{20}<30\%$ 时,参数可设为 $V_{20}<25\%$ 或 $V_{15}<30\%$。ICRU83 号报告中定义的 PRV 对串行器官作用较大,因此肺癌 IMRT 计划中应对脊髓外扩 3mm 生成 sc+3mm。如果 PTV 与 PRV 存在重叠,且重叠区域的剂量限值大于 PRV 限值,则应将 PRV 优化目标的权重设为较高,以限制危及器官的受量。此时可以允许 PTV 在重叠区域内欠量,或视情况调整 PTV。

4. 非小细胞肺癌立体定向放疗　对肺癌病灶,高剂量放疗在极少次分割内实现,也称为立体定向消融体部放疗。一般非小细胞肺癌 SBRT 单次剂量 10~20Gy,照射 1~5 次,总 BED 大于 100Gy。开展非小细胞肺癌 SBRT 治疗,有一定的技术设备要求。CT 模拟机最小扫描层厚≤2mm,具备 4D 扫描功能。体位固定装置要具有更好的固定性/重复性,最好带有压迫装置以限制呼吸幅度。需要具备呼吸运动管理措施:慢速 CT、呼吸压迫、主动呼吸控制、4D-CT/门控技术、体表监测系统、标记物植入方法等。治疗机具有更高的机械精度(亚毫米)、高分辨率 MLC(叶片宽度≤5mm),或锥形限束装置;影像定位系统满足体部立体定向放疗对靶区运动管理的需要(2D/3D,门控)。TPS 能够进行高精度的图像重建(2D/3D),计算网格≤2mm,可靠的组织密度不均一校正算法。

SBRT 治疗可使用固定野 IMRT 或 VMAT 进行计划设计,选择 6~18MV 能量光子束,以无均整块模式为佳,使用高档剂量率模式,等中心尽量位于靶区中心。固定射野角度计划,建议使用 7~13 个非共面射野,间隔大于 20°,避免对穿;而旋转照射计划,建议使用 2~3 个部分照射弧。

无论采用哪种方式照射,入射应尽量回避健侧组织、重要组织器官及治疗床板或定位框架等外物。插入正确的治疗床模型。

三、练习题

(一)填空题

1. 局限期小细胞肺癌>$T_{1-2}N_0$ 的患者,一般情况好的,同步放化疗达到 CR 的,可行_____照射。

2. 根据原发灶及转移淋巴结确定照射范围,先给予前后对穿野照射,控制脊髓受量在_____ Gy 以下,改斜野避开脊髓等中心放疗,推量至_____ Gy 左右。

3. 肺癌常规分割放疗时,单纯放疗者双肺 $V_{20}<$_____,对于术后放疗者,肺叶切除 $V_{20}<$_____,全肺切除 $V_{20}<$_____。

4. 肺部肿瘤放疗计划的种类有_____、_____、_____和_____。

5. 肺部肿瘤放疗中的主要危及器官包括_____、_____和_____等。

6. 肺部肿瘤放疗中,肺部的剂量限值为 V_{20Gy} 小于_____,且 V_{5Gy} 小于_____。

(二)单项选择题

A1 型题

1. 肺癌放疗常用光子线能量为( )
   A. 4MV   B. 6MV   C. 8MV
   D. 10MV   E. 15MV

2. 中心型肺癌适形放疗计划前后野 MLC 外放一般为( )
   A. 1~3mm   B. 3~5mm   C. 5~8mm
   D. 8~10mm   E. 10~15mm

3. 常用胸部 CT 扫描层厚为( )
   A. 1mm   B. 1.5mm   C. 2mm
   D. 3mm   E. 5mm

4. 胸部危及器官中属于典型串行器官的是( )
   A. 脊髓   B. 肺   C. 心脏
   D. 食管   E. 肋骨

5. 肺癌立体定向放射治疗(SBRT)的分割量( )
   A. 3~5Gy   B. 5~8Gy   C. 10~20Gy
   D. 20~40Gy   E. 40~60Gy

6. 下列照射方式**不属于**肺癌外照射的是( )
   A. 三维适形放疗   B. 逆向调强放疗   C. 插植放疗
   D. 容积调强放疗   E. 立体定向放疗

7. 下列**不属于** IMRT 优化辅助结构的是( )
   A. Ring   B. B-P   C. Hot
   D. Bolus   E. sc+3

8. 常见呼吸运动管理措施**不包括**( )
   A. 腹部压迫   B. 门控技术   C. 主动呼吸控制
   D. 四维 CT 扫描   E. CBCT

9. IMRT 优化的因素**不包括**( )

  A. 靶区的处方剂量   B. 危及器官限量   C. 辅助结构限量

  D. 组织补偿器限量   E. 靶区的生物等效剂量

10. SBRT 的特点**不包括**(   )

  A. 高生物等效剂量   B. 单次大剂量   C. 高度精确照射

  D. 剂量跌落梯度大   E. 适形度好

11. 对放疗最敏感的肺癌是(   )

  A. 鳞癌   B. 腺癌   C. 小细胞肺癌

  D. 大细胞肺癌   E. 支气管肺泡癌

12. 非小细胞肺癌根治性放疗中,PTV 最适宜外放(   )

  A. 4~6mm   B. 1~2mm   C. 2~3mm

  D. 3~4mm   E. 7~8mm

13. 肺癌较常见的病理类型是(   )

  A. 腺癌   B. 未分化癌   C. 肺泡细胞癌

  D. 鳞状细胞癌   E. 小细胞肺癌

14. 非细胞肺癌根治性放疗 CTV 在 GTV 基础上(   )

  A. 鳞癌外放 5mm,腺癌外扩 6mm

  B. 鳞癌外放 6mm,腺癌外扩 8mm

  C. 鳞癌外放 8mm,腺癌外扩 6mm

  D. 鳞癌外放 6mm,腺癌外扩 6mm

  E. 鳞癌外放 8mm,腺癌外扩 8mm

15. 纵隔淋巴结阳性标准(   )

  A. 最短径大于 0.5cm,或最短径小于 1cm 但同一部位肿大淋巴结大于 3 个

  B. 最短径大于 1cm,或最短径小于 1cm 但同一部位肿大淋巴结大于 2 个

  C. 最短径大于 0.5cm,或最短径小于 1cm 但同一部位肿大淋巴结大于 2 个

  D. 最短径大于 1cm,或最短径小于 1cm 但同一部位肿大淋巴结大于 4 个

  E. 最短径大于 1cm,或最短径小于 1cm 但同一部位肿大淋巴结大于 3 个

16. 小细胞肺癌全脑水平对穿照射,照射野建议颅骨外扩(   )

  A. 7mm   B. 10mm   C. 8mm

  D. 6mm   E. 5mm

17. 肺癌 SBRT 危及器官限量正确的是(   )

  A. 肺:$V_{20}<20\%$ B. 脊髓:$D_{max}<45Gy$

  C. 食管:$V_{40}<10cm^3$,$V_{36}<30cm^3$ D. 气管:$V_{40}<10cm^3$,$V_{36}<30cm^3$

  E. 心脏:$V_{48}<5cm^3$,$V_{40}<20cm^3$

18. 小细胞肺癌全脑预防照射应在放化疗结束(   )内进行

  A. 2 个月   B. 3 个月   C. 4 个月

  D. 1 个月   E. 6 个月

  A2 型题

19. 患者,男性,62 岁。主诉:咳嗽、咳痰、痰中带血 2 个月,近期体重下降约 5kg,无发热、盗汗,胸片提示左肺门占位,该患者可能患(   )

  A. 肺结核   B. 肺脓肿   C. 肺大疱

  D. 炎性假瘤   E. 中央型肺癌

20. 患者,男性,70 岁。因右侧胸痛 1 个月入院,胸部 CT 提示右上肺占位,结合患者病史,为明确诊断下一步应该进行的检查是( )

    A. 胸部增强 CT   B. PET/CT   C. 肺部穿刺

    D. 支气管镜   E. 胸片

(三)多项选择题

1. 肺癌患者定位常用体位固定装置包括( )

    A. 真空负压垫   B. 热塑膜   C. 乳腺托架

    D. 腹盆固定器   E. 立体定位框架

2. 定位及放疗过程中常用呼吸管理措施包括( )

    A. 四维 CT 扫描   B. 主动呼吸控制   C. 腹部压迫

    D. 呼吸门控   E. 慢速 CT 扫描

3. 以下为肺癌常见的外照射方式(光子)的是( )

    A. 三维适形放疗   B. 逆向调强放疗   C. 热疗

    D. 插植放疗   E. 容积调强放疗

4. 肺癌放疗计划中常见的危及器官包括( )

    A. 脊髓   B. 肺   C. 心脏

    D. 食管   E. 肝脏

5. 容积调强放疗的特点包括( )

    A. 治疗时间短   B. 机架角度固定不变   C. 低剂量区较大

    D. 危及器官的高剂量区较小   E. MU 数较少

6. 下列属于非小细胞肺癌放疗适应证的是( )

    A. 伴有严重内科合并症;高龄,心肺功能差;或患者拒绝手术的 I/II 期非小细胞肺癌

    B. I 期非小细胞肺癌术后

    C. 可切除的 IIIA 期术后

    D. IIIB 期及不可切除的 IIIA 期

    E. 左肺非小细胞肺癌伴椎体转移

7. 肺癌放疗常规分割危及器官限量正确的是( )

    A. 脊髓:0 体积剂量 $\geq$ 45Gy

    B. 肺:单纯放疗者 V_{20} < 30%;同步放化疗者 V_{20} < 30%;术后放疗者肺叶切除 V_{20} < 20%,全肺切除 V_{20} < 10%

    C. 心脏:V_{30} < 50%,V_{40} < 40%

    D. 食管:V_{50} < 50%

    E. 肝脏:V_{30} < 30%

(四)简答题

1. 简述常用呼吸管理措施。

2. 列举肺癌常用光子外照射放疗技术。

3. 简要描述功能肺组织的勾画过程。

(五)问答题

1. 中心型肺癌三维适形计划的一般射野原则。

2. 肺癌放疗的常见危及器官及剂量评价指标。

四、练习题参考答案

（一）填空题

1. 全脑预防

2. 40　60

3. 30%　20%　10%

4. 三维适形放疗计划　固定野调强放疗计划　容积调强放疗计划　立体定向放疗计划

5. 脊髓　双肺　心脏

6. 28%　65%

（二）单项选择题

1. B　　2. C　　3. D　　4. A　　5. C　　6. C　　7. D　　8. E　　9. D　　10. E

11. C　12. A　13. D　14. B　15. E　16. B　17. A　18. D　19. E　20. C

（三）多项选择题

1. AB　　　2. ABCD　　　3. ABE　　　4. ABCD　　　5. ACDE　　　6. ACDE

7. ABDE

（四）简答题

1. 答：腹部压迫、主动呼吸控制、四维 CT 扫描、呼吸门控。

2. 答：三维适形放疗、逆向调强放疗、容积旋转调强放疗、立体定向放疗。

3. 答：将单光子发射计算机断层成像与定位 CT 图像进行异机配准融合，利用 SPECT 提供的信息将定位 CT 上的肺组织分别勾画为有功能的肺组织与低功能的肺组织。

（五）问答题

1. 答：一般采用 6MV X 线，4~6 个固定适形野。调整侧野角度尽量使其长轴平行于靶区，减少穿过肺组织体积，保证至少一个射野能完全避开脊髓，并应使所有射野夹角尽量大于 40°。常见为 5 野照射：前后野对穿照射处于肺门和纵隔的靶区，一对侧野避开脊髓，一个右前斜野增加剂量分布适形度。在脊髓不超量的情况下，以前后野为主。当靶区靠近胸部后侧，为避免射线损伤过多肺组织，可改为后侧斜野以减小射束路径。

2. 答：脊髓：$D_{max} \leq (42 \sim 50) Gy$；肺：全肺 $V_{20} \leq 30\%$，$MLD \leq 20 Gy$；心脏：$D_{mean} \leq 26 Gy$，或（并）$V_{30} \leq 46\%$；食管：推荐 $V_{50} \leq 30\%$，$D_{mean} \leq (34 \sim 40) Gy$，$D_{max} \leq (58 \sim 74) Gy$。

（何侠　郭昌　吴一凡）

第十节　乳　腺　癌

一、学习目标

1. 掌握乳腺癌放疗技术方案与计划设计。

2. 熟悉乳腺癌危及器官剂量限制条件。

3. 了解乳腺癌放疗适应证及靶区勾画。

二、重点和难点内容

（一）乳腺癌常规放疗

重点和难点：体位及固定方法、锁骨上下野、胸壁电子线野、保乳术后全乳腺切线野及保乳术后瘤床补量照射野的野边界的确定及照射技术方案。

1. 体位及固定方法 在模拟机下定位,将患者仰卧于乳腺托架上,调整斜角板的角度使胸壁水平,患侧上臂外展90°。

2. 照射野

(1) 锁骨上下野:上界在环甲膜水平,下界与胸壁野上界相接,即第一肋骨下缘水平,内界在胸锁乳突肌内缘内0.5~1cm,外界在肩关节(肱骨头)内缘。照射剂量DT 50Gy/25次/5周,电子线和X线混合照射以减少肺尖的照射剂量。6MV X线照射,皮下3cm处计算剂量,源皮距100cm,机架角偏向健侧15°,以保护气管、食管和脊髓。10~12MeV电子线照射,机架角0°。

(2) 胸壁电子线野:上界与锁骨上下野下界共线,下界在乳腺皮肤皱褶下2cm,内界为体中线,外界为腋中线或腋后线。照射野应尽量包全手术瘢痕和引流口。DT 50Gy/25次/5周,根据胸壁的厚度选择填充物的厚度和电子线的能量,常在胸壁表面垫0.5~1cm等效组织胶,根据胸壁皮肤是否累及,照射20~30Gy后去掉组织胶,继续照射至50Gy。

(3) 保乳术后全乳腺切线野:上界在第2前肋水平,下界在乳房皱褶下2cm,外切野在腋中线或腋后线,内切野在体中线。全乳腺45~50Gy/23~25次/5周,应用6MV X线。

(4) 保乳术后瘤床补量照射野:根据术前肿瘤位置,全乳腺照射结束后选择适当能量的电子线单野照射,补量10~16Gy/5~8次。

(二) 乳腺癌精确放疗

重点和难点:患者CT模拟定位方式、三维适形计划设计方法、正向计划设计方法、逆向调强计划设计方法。

1. 模拟定位 患者仰卧于乳腺托架上,双臂外展上举,调整托架高度、手臂支撑杆位置和高度,使患者位于最舒适体位并保证患侧乳腺完全暴露,需要照射锁骨上淋巴结区的患者,头要偏向健侧以保证颈部充分暴露,标定体侧和胸前激光摆位标志,平静呼吸状态下行层厚3mm CT扫描,根据放疗的范围设置扫描范围。

2. 三维适形计划 乳腺/胸壁区域设计两个对穿切线野,右侧乳腺癌射野角度一般为230°、50°,左侧乳腺癌射野角度一般为310°、130°。为降低、平衡乳腺内的高剂量区,两个切线野各加一定角度的楔形板,楔形板的角度根据胸壁的弯曲曲度选择,常用15°~30°的楔形板。

3. 正向调强计划 乳腺/胸壁区域以两个切线野,角度同适形放疗计划。针对剂量分布中的高剂量和低剂量区域,分别设计子野,通过调节子野的MLC形状改善靶区的剂量分布。对于乳腺根治术后的靶区,为保证胸壁的表面剂量,一般需要添加5mm组织填充物。对于锁上淋巴结引流区的照射,锁骨上野的等中心应放在锁骨上和胸壁靶区的分界层面。一般设计4~5个照射野进行单独照射,射野原则避开脊髓、肱骨头等危及器官,尽量增加靶区适形度,同时应注意锁骨上区域与胸壁区域的剂量衔接。射野的权重应以照射到肺体积较少的射野为主,对于靶区后缘剂量不足的区域可设计小野补足剂量。

4. 固定野逆向调强计划 针对乳腺/胸壁设计两个切线野,如果胸壁弧度较大,可以设计半束野照射部分靶区以降低肺受量,提高靶区适形度。对于锁骨上区域,在切线野的基础上额外设计0°、40°(左侧)或320°(右侧)保护肱骨头及气管区域。给予PTV和危及器官一定的优化条件;容积调强计划时,针对保乳术后全乳照射的患者,可根据患者靶区的形状和胸壁曲度设计2~4个部分弧。

三、练习题

（一）填空题

1. 乳腺癌保乳术后，腋窝淋巴结转移数 ≥ _____ 个的患者需预防性照射区域淋巴结，腋窝淋巴结转移数 _____ 个患者需选择有高危因素者进行区域淋巴结预防性照射。

2. 乳腺癌根治术后，CTV 包括 _____、_____ 引流区，临床医生在权衡复发风险和放疗安全后，给予内乳预防性照射。

3. 乳腺癌根治术后放疗，胸壁和区域淋巴结预防性照射剂量为 _____ Gy。

4. 乳腺癌根治术后常规放疗，胸壁电子线野下界在乳腺皮肤皱褶下 _____ cm，内界为体中线，外界为腋中线或腋后线。

5. 保乳术后放疗，全乳切线照射 45～50Gy 后，瘤床补量照射，手术切缘阴性，补量 _____ Gy，切缘阳性，补量 _____ Gy。根治术后放疗，胸壁和区域淋巴结预防性照射剂量为 _____ Gy。

6. 乳腺癌原发灶部位（瘤床）可以后续加量或同步加量照射，一般采用 _____。

7. CT 模拟定位时，患者仰卧于 _____ 上，需要照射锁骨上淋巴结区的患者，头要偏向 _____ 以保证颈部充分暴露，标定体侧和胸前激光摆位标志，根据放疗的范围设置扫描范围。

（二）单项选择题

A1 型题

1. 乳腺癌放射治疗通常限制的患侧肺受照剂量为（　　）
   A. $V_{20}<25\%$
   B. $V_{20}<15\%$
   C. $V_{20}<35\%$
   D. $V_{20}<5\%$
   E. $V_{20}<50\%$

2. 乳腺癌三维适形放射治疗胸壁切线野前界距离皮肤需扩大一定的边界，原因是（　　）
   A. 考虑到呼吸运动的影响
   B. 半影的影响
   C. 胸壁弧度的影响
   D. 射线的影响
   E. 射野能量的影响

3. 电子线瘤床加量时，电子线的角度一般设置为（　　）
   A. 与切线野角度相同
   B. 非共面照射
   C. 垂直于胸壁
   D. 垂直于瘤床靶区的长轴
   E. 0°入射

4. 乳腺癌精确放射治疗的靶区体积达到处方剂量应至少（　　）
   A. 90%
   B. 95%
   C. 85%
   D. 100%
   E. 75%

5. 乳腺癌正向调强计划设计时，锁骨上野的等中心应放置在（　　）
   A. 锁骨上靶区的几何中心
   B. 胸壁靶区的几何中心
   C. 锁骨上和胸壁靶区的分界层面
   D. 整个靶区的几何中心
   E. 距离锁上靶区 2cm 的层面

6. 乳腺癌旋转调强计划设计时通常采用的剂量率为（　　）
   A. 400MU/min
   B. 600MU/min
   C. 300MU/min
   D. 500MU/min
   E. 1 000MU/min

7. 乳腺癌放疗计划设计时 X 线的能量一般选择为（　　）
   A. 10MV
   B. 6MV
   C. 15MV
   D. 6MeV
   E. 15MV

8. 对于乳腺根治术后的靶区，为保证胸壁的表面剂量，一般采取的措施是（　　）
   A. 皮肤表面添加 5mm 组织填充物
   B. 提高射线的能量

C. 设计垂直于胸壁的照射野　　　　　　D. 加大切线野的权重

E. 加楔形板

9. 在乳腺癌三维适形计划设计时,为降低乳腺内的高剂量区,切线野可以加一定角度的楔形板,楔形板的角度选择原则是(　　　)。

A. 根据靶区的大小选择　　　　　　　　B. 根据胸壁的弯曲曲度选择

C. 根据患者的病情选择　　　　　　　　D. 根据切线野的入射角度选择

E. 根据患者定位方式选择

10. 乳腺癌放疗时对侧乳腺的剂量限制一般为(　　　)

A. 平均剂量小于 5Gy　　　　B. 最大剂量小于 10Gy　　　　C. V_{20} 小于 25%

D. 最大剂量小于 5Gy　　　　E. 平均剂量小于 15Gy

11. 下列**不属于**乳腺癌放疗的适应证的是(　　　)

A. 保乳术后

B. 根治术后病理分期 T_3、T_4/N_0 或 N+

C. 根治术后病理分期 $T_{1~2}$,N-

D. 根治术后病理分期 $T_{1~2}$,腋窝淋巴结转移数≥4 个

E. 腋窝淋巴结转移数≥4 个,腋窝淋巴结转移数 1~3 个,如腋窝淋巴结检出数<10 个或有脉管癌栓或腋窝淋巴结阳性比>20%~25%

12. 关于保乳术后瘤床如何确定的说法**错误**的是(　　　)

A. 术前 CT 或 MR 确定的位置　　　　　B. 患者主诉的大致位置

C. 术中瘤床周围金属标记　　　　　　　D. CT 影像显示的术后血肿

E. 结合患者术前影像术后改变范围

13. 乳腺癌放疗危及器官中可以**不需要**限量的是(　　　)

A. 患侧肺　　　　　　　　B. 双肺　　　　　　　　C. 心脏

D. 对侧乳腺　　　　　　　E. 脊髓

14. 乳腺癌术后瘤床补量正确的是(　　　)

A. 10Gy　　　　　　　　B. 5Gy　　　　　　　　C. 6Gy

D. 4Gy　　　　　　　　E. 8Gy

15. 属于乳腺癌放疗早期反应是(　　　)

A. 皮肤毛细血管扩张、纤维化　　　　B. 肺纤维化　　　　　C. 肋骨骨折

D. 放射性干性或湿性皮炎　　　　　　E. 心血管并发症

16. 乳腺癌远处转移最常见的部位是(　　　)

A. 肺　　　　　　　　B. 骨　　　　　　　　C. 肝

D. 脑　　　　　　　　E. 肾上腺

17. 乳腺癌术后放疗应在末次化疗后多久进行(　　　)

A. 2~4 周　　　　　　B. 1~2 周　　　　　　C. 2~3 周

D. 4~6 周　　　　　　E. 6~8 周

A2 型题

18. 患者,余某某,女性,46 岁。因发现左乳包块渐增 6 个月入院,首选的检查是(　　　)

A. PET/CT　　　　　　B. 胸部 CT　　　　　　C. 乳腺彩超

D. 乳腺磁共振　　　　　E. 钼靶

（三）多项选择题

1. 下列属于乳腺正向调强增加小子野的作用是(　　)

A. 改善靶区适形度
B. 改善靶区的均匀性
C. 降低患侧肺的受照剂量
D. 提高剂量率
E. 提高皮肤剂量

2. 下列对部分乳腺放疗技术介绍正确的是(　　)

A. 是一种非共面技术
B. 是一种共面适形技术
C. 只针对瘤床照射
D. 通常设置 4 个适形野
E. 计划需要旋转床角

3. 乳腺癌放疗时,患侧肺的剂量限值包括(　　)

A. $V_{20}<25\%$
B. $V_{20}<30\%$
C. 平均剂量<15Gy
D. 最大剂量<5Gy
E. 平均剂量<5Gy

4. 部分乳腺癌照射时,为尽量减少乳腺内剂量热点及靶区外乳腺体积的照射范围,通常采取的措施包括(　　)

A. 增加照射野数目
B. 调整射野角度
C. 调节床角
D. 调整射野权重
E. 改变射野能量

5. 对于乳腺癌的放射治疗,一般包括(　　)

A. 三维适形放射治疗
B. 正向调强放射治疗
C. 部分乳腺照射
D. 逆向调强放射治疗
E. 容积调强放射治疗

6. 下列属于乳腺癌术后复发高危因素的是(　　)

A. 年龄<40 岁
B. 腋窝淋巴结检出数<10 个或有脉管癌栓或腋窝淋巴结阳性比>20%
C. 激素受体阳性
D. HER-2 过表达
E. 激素受体阴性

（四）简答题

1. 对于乳腺癌的放射治疗,一般包括几种放射治疗方式?
2. 简述乳腺癌精确放疗 CT 模拟定位方式。
3. 简述乳腺癌放射治疗时的靶区分类及包括的范围。

（五）问答题

1. 乳腺癌精确放疗时,固定野逆向调强计划设计方法与流程是什么?
2. 乳腺癌精确放疗时,正向调强计划设计方法与流程是什么?

四、练习题参考答案

（一）填空题

1. 4　1~3
2. 胸壁　锁骨上下淋巴
3. 45~50
4. 2
5. 10~16　15~20　45~50
6. 电子线照射
7. 乳腺托架　健侧

（二）单项选择题

1. A　　2. A　　3. D　　4. B　　5. C　　6. B　　7. B　　8. A　　9. B　　10. D

11. C　　12. B　　13. E　　14. A　　15. D　　16. B　　17. A　　18. C

（三）多项选择题

1. ABC　　　2. ACDE　　　3. AC　　　　4. BCD　　　5. ABCDE　　6. ABDE

（四）简答题

1. 答：三维适形放射治疗、正向调强放射治疗、部分乳腺照射、逆向调强放射治疗、容积调强放射治疗。

2. 答：CT 模拟定位时，患者仰卧于乳腺托架上，双臂外展上举，调整托架高度、手臂支撑杆位置和高度，使患者位于最舒适体位并保证患侧乳腺完全暴露，需要照射锁骨上淋巴结区的患者，头要偏向健侧以保证颈部充分暴露，标定体侧和胸前激光摆位标志，平静呼吸状态下行层厚 3mm CT 扫描，根据放疗的范围设置扫描范围。

3. 答：根据乳腺癌手术方式一般分为保乳术后、根治术后靶区。保乳术后靶区包括整个乳腺组织及术腔，根治术后靶区一般包括全胸壁及锁骨上淋巴引流区。

（五）问答题

1. 答：①针对乳腺/胸壁设计两个切线野，如果胸壁弧度较大，可以设计小野照射部分靶区以降低肺受量，提高靶区适形度。对于锁骨上区域，在切线野的基础上额外设计 0°、40°（左侧）或 320°（右侧）保护肱骨头及气管区域。②逆向调强计划中通常设置 3 个环带，分别是距离靶区 0.5cm、1.5cm 和 2.5cm 设计 3 个 1cm 宽的环带。③给予 PTV 和危及器官一定的优化条件，在满足 PTV 达到处方剂量的同时尽量降低危及器官受量。④对于靶区内外出现的高剂量区域或靶区内的低于处方剂量的区域，可以勾画出范围再给予优化限制，要求处方剂量线包绕 95% 以上的靶区体积，PTV 内超过处方剂量 10% 的体积要尽量低。⑤计划过程中通过优化目标 DVH 图反复调整优化目标值或优先权值，使结果达到最优。

2. 答：①在乳腺癌的正向调强放疗计划设计时，乳腺/胸壁区域以两个切线野为主。②针对剂量分布中的高剂量和低剂量区域，分别设计子野，通过调节子野的 MLC 形状改善靶区的剂量分布。③对于锁上淋巴结引流区的照射，锁骨上野的等中心应放在锁骨上和胸壁靶区的分界层面。一般设计 4~5 个照射野进行单独照射，射野原则避开脊髓、肱骨头等危及器官，尽量增加靶区适形度，同时应注意锁上区域与胸壁区域的剂量衔接。④乳腺癌原发灶部位（瘤床）可以后续加量或同步加量照射，可采用电子线或 X 线照射加量，一般采用电子线加量照射。电子线的角度一般设置为垂直于瘤床靶区的长轴。

（尹丽　郑佳俊　张丝雨）

第十一节　胃　癌

一、学习目标

1. 掌握胃癌放射治疗计划的设计。

2. 熟悉胃癌术前、术后放疗的靶区确定与勾画。

3. 了解胃癌放射治疗的适应证及治疗原则。

二、重点和难点内容

重点和难点：常规放射治疗、精确放射治疗。

（一）常规放射治疗

患者取仰卧位，双手抱头置额。一般采用前后加两个侧野等中心照射，前后野定位标记：上界为 T_8/T_9 椎体下缘，包括贲门区、胃左动脉淋巴结、胃底。下界为 L_3 椎体下缘，包括胃十二指肠淋巴结和胃窦，贲门癌在 L_2 椎体下缘。左侧界为三分之二或四分之三左侧膈肌，包括胃底、胰上淋巴结和脾门淋巴结。右侧界为椎体右侧旁开 3~4cm，包括肝固有动脉淋巴结和胃十二指肠淋巴结。侧野定位标记：上下界同前后野，前界腹壁内侧壁，后界为椎体一半或三分之二。在模拟机下定位，机架 0/180°，标记前后野的上下界、左右界，机架 ±90°，上下界不变，通过升降床，定出侧野的前后界，找到四野的中心。

（二）精确放疗计划

1. 模拟定位　采取仰卧位、体模固定。在体模固定后行 CT 扫描，扫描范围上界为 T_8/T_9 椎体下缘，下界为 L_3 椎体下缘，层间距 3mm，对于早期体积较大的肿瘤建议用更小的层厚及层间距。

2. 三维适形计划　应视不同患者的靶区范围和形状作选择，设野方案一般设 5~6 个野，可用 1 前野 4 个斜野。

3. 固定野调强计划　设野方案一般采用 6MV X 线，5~7 个射野。根据靶区位置设置 6 个照射野，角度分别为 0°、40°、80°、150°、210°、320°，射野权重均分，PTV 剂量 1.8Gy，每周 5 次，45Gy/5 周。医师在计划图像上仅勾画靶区及危及器官（OAR、造口/伤口、瘢痕等），对此之外的区域未做定义和剂量限制，这势必造成这些区域内的剂量散漫无序，出现较差的剂量跌落，因此优化参数除了涵盖靶区、危及器官的剂量目标外，还应该涉及一定的辅助器官并进行剂量限制。在设置优化条件之前预先设置辅助器官 ring（环厚为 2.4cm，与 PTV 边缘间隔 0.6cm 的体积范围）。

4. 容积调强计划　胃癌的容积调强计划设计流程与逆向调强计划相同，一般采用单弧或双弧，照射野的最高剂量率设定为 600MU/min。

三、练习题

（一）填空题

1. 胃癌术前放疗，CTV_p 在 GTV_p 基础上沿食管长轴向上扩 _____ cm，水平方向外扩 _____ cm。

2. 胃癌放疗时，肾脏的平均剂量 ≤ _____ Gy。

3. 胃癌患者在体模固定后行 CT 扫描，扫描范围上界为 _____，下界为 _____，层间距 3mm，对于早期体积较大的肿瘤建议用更小的层厚及层间距。

4. Siewert Ⅰ型和Ⅱ型胃食管交界处（EGJ）肿瘤：CTV_p 在 GTV_p 基础上沿食管长轴向上扩 _____，水平方向外扩 _____。CTV_{nd} 包括 GTV_{nd} 外扩 _____。

（二）单项选择题

A1 型题

1. 胃癌放射治疗适应证为（　　）

　A. 胃癌非根治性切除，有肿瘤残存患者　　　B. 不能手术的局限期胃癌

　C. 局部区域复发的胃癌　　　　　　　　　　D. 局部晚期不可切除的胃癌

　E. 以上都是

2. 下列危及器官限值**错误**的是（　　）

　A. 肝脏 V_{30} < 60%　　　　　B. 肾脏 Mean ≤ 15Gy　　　　　C. 脊髓 Max ≤ 40Gy

D. 右侧肾脏 Max≤40Gy　　　　　　E. 左侧肾脏 Mean≤15Gy

3. 胃癌放射治疗处方剂量正确的是(　)
    A. 45~50.4Gy,单次 1.8~2Gy　　　　B. 60~64Gy,单次 1.8~2Gy
    C. 45~50.4Gy,单次 5Gy　　　　　　D. 36~45Gy,单次 8Gy
    E. 66~70Gy,单次 2Gy

4. 胃癌术后放射治疗**不采用**的技术是(　)
    A. 三维适形放射技术　　　　　　B. 电子线放射技术　　　　C. IMRT
    D. VMAT　　　　　　　　　　　　E. 以上都是

5. 胃癌三维适形放射技术布野最**不合理**的是(　)
    A. 所有射野尽量避开肝脏　　　　　　B. 所有射野尽量避开肾脏
    C. 所有射野尽量避开重要危及器官　　D. 射野穿过肾脏
    E. 射野只要包全靶区即可

6. 胃癌放射治疗过程中需要保护的危及器官**不包括**(　)
    A. 肝脏　　　　　　　　　　B. 肾脏　　　　　　　　C. 脊髓
    D. 直肠　　　　　　　　　　E. 甲状腺

7. 胃癌容积旋转调强计划剂量率一般设置为(　)
    A. 200MU/min　　　　　　B. 300MU/min　　　　C. 400MU/min
    D. 600MU/min　　　　　　E. 100MU/min

8. 下列胃癌**不需要**放疗的是(　)
    A. 胃癌根治术后(R0 切除),病理分期为 $T_{3\sim4}$ 或淋巴结阳性者
    B. 胃癌非根治性切除,有肿瘤残存患者(R1 或 R2 切除)
    C. 胃癌术后,病理分期为 $pT_1N_0M_0$
    D. 局部晚期不可切除的胃癌
    E. 局部区域复发的胃癌

9. 胃癌中 Siewert Ⅰ型和Ⅱ型 EGJ 肿瘤术前放疗,CTV_p 在 GTV_p 基础上沿食管长轴向上扩(　)
    A. 3cm　　　　　　　　　　B. 1cm　　　　　　　　C. 2cm
    D. 4cm　　　　　　　　　　E. 5cm

10. Siewert Ⅲ型 EGJ 肿瘤和近端三分之一的胃癌术后放疗,CTV 高危淋巴结引流区**不包括**(　)
    A. 胃周　　　　　　　　　　B. 腹腔干　　　　　　　C. 胃左动脉
    D. 胰十二指肠淋巴结　　　　E. 肝动脉

11. 胃癌放疗危及器官限量正确的是(　)
    A. 肾脏 Mean≤40Gy　　　　　　　　B. 肝脏 V_{30}<60%
    C. 小肠 $D_{50\%}$<50Gy　　　　　　　D. 脊髓 Max≤50Gy
    E. 右侧肾脏 $V_{22.5}$<40%,左侧肾脏 V_{15}<40%

12. 胃癌术后放疗剂量(　)
    A. 40Gy　　　　　　　　　　B. 55Gy　　　　　　　C. 60Gy
    D. 50Gy　　　　　　　　　　E. 20Gy

    A2 型题

13. 患者,男性,60 岁。因剑突下隐痛 3 个月入院,在当地医院行上消化道造影提示胃黏膜僵硬。
    患者近期出现上消化道出血,经止血治疗后好转,为明确诊断该患者下一步需要做(　)
    A. 胃镜　　　　　　　　　　B. 上腹部 CT　　　　　　C. ET/CT

　　D. 腹部彩超　　　　　　　　　　　E. 肠镜

（三）多项选择题

1. 辅助结构作用的是(　　)
　　A. 限制靶区外围剂量分布　　　　　B. 保证靶区处方剂量
　　C. 防止剂量线分布不规则　　　　　D. 控制 80% 剂量线分布
　　E. 以上都不是

2. 下列关于胃癌 IMRT 计划优化参数权重说法**错误**的是(　　)
　　A. 靶区最大剂量权重最高　　　　　B. 靶区最小剂量权重最高
　　C. 靶区平均剂量权重最高　　　　　D. 辅助结构最大剂量权重最高
　　E. 危及器官最大值权重最高

3. 胃癌 IMRT 计划布野说法最合理的是(　　)
　　A. 射野越多越好　　　　　　　　　B. 射野适当,并尽量避开危及器官
　　C. 射野设置时主要考虑剂量分布　　D. 射野分布只考虑危及器官
　　E. 射野应根据靶区和危及器官解剖关系设置

4. 胃癌 VMAT 计划说法**错误**的是(　　)
　　A. 优化步骤共有 5 大步　　　　　　B. 优化阶段优化参数可调
　　C. 可选择某一弧中的某一段不出束　D. 优化参数已经设置不可更改
　　E. 弧的个数没有限制

5. 关于胃癌放射治疗说法**错误**的是(　　)
　　A. 手术切除后的胃癌不需要做放射治疗　　B. 胃癌放射治疗可与化疗同步进行
　　C. 胃癌放射治疗不可与化疗同步进行　　　D. VMAT 技术能实现胃癌精准放疗
　　E. IMRT 技术能实现胃癌精准放疗

6. 下列属于胃癌术后放疗 CTV 勾画的引流区的有(　　)
　　A. 胃周　　　　　　　　B. 腹腔干　　　　　　　　C. 胃左动脉
　　D. 肝门　　　　　　　　E. 肝动脉

（四）简答题
　　1. 现在胃癌放射治疗中最常用的方式治疗技术有哪些?
　　2. 胃癌 IMRT 放射治疗计划如何设计?

（五）问答题
　　1. 胃癌精确放射治疗如何模拟定位?
　　2. 如何设计胃癌三维适形计划?

四、练习题参考答案

（一）填空题

1. 3~4　　1

2. 15

3. T_8/T_9 椎体下缘　　L_3 椎体下缘

4. 3~4cm　　1cm　　0.5~1.5cm

（二）单项选择题

1. D　　2. D　　3. A　　4. B　　5. D　　6. E　　7. D　　8. C　　9. A　　10. D
11. B　　12. D　　13. A

（三）多项选择题

1. ACD 　　　 2. ACDE 　　　 3. BE 　　　 4. DE 　　　 5. AC 　　　 6. ABCDE

（四）简答题

1. 答：三维适形放射技术（3DCRT）、固定野调强放射技术（IMRT）和容积旋转调强放射治疗技术（VMAT）。

2. 答：①射野设计：设野方案一般采用 6MV X 线，5~7 个射野。根据靶区位置设置 6 个照射野，角度分别为 0°、40°、80°、150°、210°、320°，射野权重均分；计划适形度：设计一定的辅助器官并进行靶区外剂量限制。②计划优化参数：靶区优化参数较危及器官优化参数权重要高，实际危及器官权重可根据 DVH 图调整。

（五）问答题

1. 答：在三维激光灯下，使用真空体模或者热塑体模对胃癌治疗区固定体位后，行 CT 模拟定位，采用强化扫描模式进行肿瘤靶区的确定，必要时可以辅以 MRI 扫描，应用 CT-MRI 融合技术，CT 和 MRI 扫描层厚和间距均设定为 3~5mm。

2. 答：设野方案一般设 5~6 个野，可用 1 前野 4 个斜野。各种剂量分布各有优缺点，应根据不同患者的靶区范围和形状作具体分析和选择。4 野和 5 野计划可根据肿瘤与肾脏之间位置关系适当调节射野方向。在权重均分的基础上可以适当降低前后野权重，尽量减少肝脏、肾脏的受量。

（王德军　牟忠德　高瀚）

第十二节 直 肠 癌

一、学习目标

1. 掌握直肠癌放射治疗计划的设计。
2. 熟悉直肠癌术前、术后放疗的靶区确定与勾画。
3. 了解直肠癌放射治疗的适应证及治疗原则。

二、重点和难点内容

重点和难点：掌握常规放疗的实施方法、精确放射治疗设计。

（一）常规放疗

患者取俯卧位，身下垫有腹板，肛门口或术后会阴瘢痕处放置铅点，一般常用后野加两个侧野照射：机架 0°，上界 L₅ 下缘，下界 Miles 术后瘢痕铅点下 2cm，Dixon 术后坐骨结节下缘，两侧界为真骨盆外 1~1.5cm。机架 ±90°，上下界不变，升降床，使后界至骶骨外缘，前界距后界 10~12cm。记录升降床、侧野中心深度及机架角度。照射剂量（后野及两侧野剂量比 2:1:1）术后 DT 50Gy/25 次/5 周，根治性放疗，肿瘤区 DT 66~70Gy。

（二）精确放疗

1. 模拟定位　在三维激光灯下，患者经过 CT 模拟机扫描定位，取平卧位，双手抱头，背部用盆腹腔体位固定架，腹部用热塑体模固定。CT 模拟机层厚为 3~5mm，扫描范围一般从 L₃ 椎体到耻骨联合下 5cm，包含所有的盆腔内脏器官和组织。连续扫描病变区域，明确病灶部位，扫描后将 CT 图像传输到三维治疗计划系统上。目前，较为常用的方法是患者使用盆腔固定器俯卧位 CT 模拟。

2. 三维适形计划设计　直肠癌在确定肉眼靶区后,参考摆位误差和器官移动以确定计划靶区。放疗射野时应尽可能减少膀胱和小肠的受照体积和剂量。射野设计一般采用 6~10MV X 线,根据定位方式不同,设计 4~5 个适形野。患者俯卧位时具体可分为 1 前野和左右水平野及 1 补偿野,尽量减少膀胱和小肠的受量。由于直肠癌肿瘤位置相对于人体比较靠下,加速器进床深度有限,为了更容易实现摆位,等中心的位置一般放在靶区最上界的中心处。另外,采用三维计划系统设计直肠癌缩野加量照射计划时也可采用多野照射。

3. 固定野调强计划　使用 CT 定位时三铅点位置设置参考点。结合 2D 和 3D 图像,如果参考点相对靶区位置比较合适,可将 ISO 点放在参考点同一位置;如果参考点不适合作为等中心点,通常的做法是自动生成靶区几何中心为 ISO 点,并根据实际情况看是否需要调整 ISO 点位置。如需调整,注意不要放在体表位置不平坦的地方,尽量只进行一维方向上的移床。直肠癌 IMRT 计划设计时,一般采用 6MV X 线,射野方向应尽量避开膀胱和股骨头。在计划设计之前,可以自动生成或手动勾画一些 ROI 参与优化,提升计划质量。

三、练习题

(一)填空题

1. 直肠癌术前放疗 GTV 为影像上可见的直肠肿瘤和盆腔转移阳性淋巴结。CTV 应包括肿瘤上下_____ cm。

2. 直肠癌术后盆腔放疗照射的剂量一般为_____ Gy。

(二)单项选择题

A1 题型

1. 影像上可见的直肠肿瘤和盆腔转移淋巴结定义为(　　)
   A. GTV   B. CTV   C. PTV
   D. PRV   E. OAR

2. 依据各单位摆位误差大小确定的靶区为(　　)
   A. GTV   B. CTV   C. PTV
   D. PRV   E. OAR

3. 危及器官的膀胱的剂量限值(　　)
   A. $V_{10}<50\%$ B. $V_{20}<50\%$ C. $V_{30}<50\%$
   D. $V_{40}<50\%$ E. $V_{50}<50\%$

4. 危及器官的小肠的剂量限值(　　)
   A. $V_{50}<10\%,D_{max}\leqslant45~50Gy$ B. $V_{50}<20\%,D_{max}\leqslant45~50Gy$
   C. $V_{40}<10\%,D_{max}\leqslant35~40Gy$ D. $V_{40}<10\%,D_{max}\leqslant35~40Gy$
   E. $V_{40}<20\%,D_{max}\leqslant35~40Gy$

5. 危及器官的股骨头的剂量限值(　　)
   A. $V_{10}<5\%$ B. $V_{20}<5\%$ C. $V_{30}<5\%$
   D. $V_{40}<5\%$ E. $V_{50}<5\%$

6. 目前,直肠癌放疗较为常用的 CT 模拟定位方法是患者使用(　　)
   A. 盆腔固定器俯卧位   B. 热塑体模   C. 负压袋
   D. 仰卧位   E. 侧卧位

7. 直肠癌三维适形放疗计划一般采用的射线能量(　　)
   A. 0~6MV X 线   B. 6~10MV X 线   C. 10~16MV X 线

D. 16~20MV X 线　　　　　　　　　　E. 20~26MV X 线

8. 直肠癌固定野调强计划一般采用(　　)个照射野
　　A. 1~2　　　　　　　　　　B. 2~3　　　　　　　　　　C. 3~4
　　D. 4~5　　　　　　　　　　E. 5~7

9. 直肠癌旋转调强计划设计时通常采用的剂量率为(　　)
　　A. 400MU/min　　　　　　　　B. 600MU/min　　　　　　　　C. 300MU/min
　　D. 500MU/min　　　　　　　　E. 1 000MU/min

10. 直肠癌调强适形放疗要求处方剂量包绕(　　)以上的靶区体积
　　A. 80%　　　　　　　　　　B. 85%　　　　　　　　　　C. 90%
　　D. 95%　　　　　　　　　　E. 100%

11. 下列直肠癌**不需要**术后放疗的是(　　)
　　A. $pT_3N_0M_0$　　　　　　　　B. $pT_2N_1M_0$　　　　　　　　C. $pT_1N_0M_0$
　　D. $pT_2N_2M_0$　　　　　　　　E. $pT_3N_1M_0$

12. 直肠癌放疗危及器官限量正确的是(　　)
　　A. 膀胱：V_{50}<50%　　　　　B. 膀胱：V_{50}<60%　　　　　C. 小肠：V_{50}<20%
　　D. 小肠：D_{max}≤60Gy　　　　E. 股骨头：V_{50}<10%

13. 直肠癌术前放疗的剂量是(　　)
　　A. 40Gy　　　　　　　　　　B. 42Gy　　　　　　　　　　C. 55Gy
　　D. 45Gy　　　　　　　　　　E. 60Gy

14. 对于不可切除的直肠肿瘤，放疗剂量需高于(　　)
　　A. 40Gy　　　　　　　　　　B. 54Gy　　　　　　　　　　C. 45Gy
　　D. 50Gy　　　　　　　　　　E. 60Gy

15. 直肠癌术前放疗结束休息多久手术(　　)
　　A. 2~4 周　　　　　　　　　　B. 1~2 周　　　　　　　　　　C. 2~3 周
　　D. 4~6 周　　　　　　　　　　E. 6~8 周

A2 型题

16. 患者，女性，68 岁。因大便变细 1 年，大便带血半年入院，入院肠镜检查提示直肠腺癌，盆腔
　　CT 提示直肠周围淋巴结转移，该患者目前最合适的治疗方式是(　　)
　　A. 手术　　　　　　　　　　B. 术前放化疗　　　　　　　　　　C. 单纯放疗
　　D. 单纯化疗　　　　　　　　E. 同步放化疗

（三）多项选择题

1. 对于直肠癌的精确放射治疗，一般包括(　　)
　　A. 三维适形放射治疗　　　　　　B. 逆向调强放射治疗　　　　　　C. 普通放疗
　　D. 前后野对穿放疗　　　　　　　E. 容积调强放射治疗

2. 直肠癌放射治疗过程中需要保护的危及器官包括(　　)
　　A. 心脏　　　　　　　　　　B. 膀胱　　　　　　　　　　C. 腮腺
　　D. 小肠　　　　　　　　　　E. 股骨头

3. 直肠癌放射治疗定位方法包括(　　)
　　A. 模拟机　　　　　　　　　　B. 大孔径 CT　　　　　　　　　　C. PET/CT
　　D. MR　　　　　　　　　　　E. DSA

4. 直肠癌放疗计划分析与评估的常用的指标有(　　)

A. 等剂量曲线　　　　　　　　B. 靶区覆盖度　　　　　　　　C. 危及器官受量
D. 适形度指数　　　　　　　　E. 均匀性指数

5. 直肠癌放射治疗计划审核内容包括（　　）
A. 参考点设置　　　　　　　　B. 等中心设置　　　　　　　　C. 能量选择
D. 处方剂量　　　　　　　　　E. 射野角度

6. 直肠癌术前放疗 CTV 的范围包括（　　）
A. 直肠系膜区　　　　　　　　　　　　　B. 髂内淋巴结引流区
C. 闭孔淋巴结引流区　　　　　　　　　　D. 骶前区
E. 腹股沟淋巴结引流区

（四）简答题

1. 简述直肠癌精确放射治疗模拟定位方法。
2. 简述直肠癌三维适形计划设计方法。
3. 简述直肠癌固定野调强放疗计划照射野设置方法。

（五）问答题

1. 如何设定参考点及确定射野 ISO？
2. 直肠癌四野照射计划射野注意事项有哪些？

四、练习题参考答案

（一）填空题

1. 2
2. 45~50

（二）单项选择题

1. A　　2. C　　3. E　　4. A　　5. E　　6. A　　7. B　　8. E　　9. B　　10. D
11. C　　12. A　　13. D　　14. B　　15. D　　16. B

（三）多项选择题

1. ABE　　2. BDE　　3. ABCD　　4. ABCDE　　5. ABCDE　　6. ABCD

（四）简答题

1. 答：在三维激光灯下，患者经过 CT 模拟机扫描定位，取平卧位，双手抱头，背部用盆腹腔体位固定架，腹部用热塑体模固定。CT 模拟机层厚为 3~5mm，扫描范围一般从 L_3 椎体到耻骨联合下 5cm，包含所有的盆腔内脏器官和组织。连续扫描病变区域，明确病灶部位，扫描后将 CT 图像传输到三维治疗计划系统上。目前，较为常用的方法是患者使用盆腔固定器俯卧位 CT 模拟。

2. 答：直肠癌在确定肉眼靶区后，参考摆位误差和器官移动以确定计划靶区。放疗射野时应尽可能减少膀胱和小肠的受照体积和剂量。射野设计一般采用 6~10MV X 线，根据定位方式不同，设计 4~5 个适形野。

3. 答：射野方向应尽量避开膀胱和股骨头，一般采用 6MV X 线，7 个共面等分野，机架角度分别为 0°、52°、103°、155°、206°、258°、309°，射野权重均分。PTV 剂量为 1.8Gy，每周 5 次，45Gy/5 周。要求处方剂量包绕 95% 以上的靶区体积。在计划设计之前，可以自动生成或手动勾画一些 ROI 参与优化，提升计划质量。

（五）问答题

1. 答：①参考点的确定：使用 CT 定位时三铅点位置设置初始标记点。②ISO 点的确定：结合

2D 和 3D 图像,如果参考点相对靶区位置比较合适,可将 ISO 点放在参考点同一位置;如果参考点不适合作为等中心点,通常的做法是自动生成靶区几何中心为 ISO 点,并根据实际情况看是否需要调整 ISO 点位置。如需调整,注意不要放在体表位置不平坦的地方,尽量只进行一维方向上的移床。

2. 答:患者俯卧位时具体可分为 1 前野和左右水平野以及 1 补量野;尽量减少膀胱和小肠的受量。由于直肠癌肿瘤位置相对于人体比较靠下,加速器进床深度有限,为了更容易实现摆位,等中心的位置一般放在靶区最上界的中心处。另外,采用三维计划系统设计直肠癌缩野加量照射计划时也可采用多野照射。

(何侠　王德军　吴一凡)

第十三节　胰　腺　癌

一、学习目标

1. 掌握胰腺癌精确放疗模拟定位及精确放疗计划设计。
2. 熟悉胰腺癌放疗危及器官剂量限值。
3. 了解胰腺癌放疗适应证及治疗原则。

二、重点和难点内容

重点和难点:胰腺癌的模拟定位、三维适形计划设计、固定野调强及容积调强计划设计方法。

(一)精确放疗模拟定位

患者在定位和治疗中采取仰卧位,双手抱头置于额前,利用真空体膜或热塑模体固定体位,采用 CT 增强扫描。对于呼吸移动幅度较大的患者可通过呼吸运动控制技术减少胰腺肿瘤靶区移位的风险,常用的呼吸运动控制技术包括呼吸门控技术、屏气训练、呼吸运动跟踪和腹部压迫等。

(二)三维适形计划设计

放疗作为辅助手段或晚期胰腺癌的减症方法,一般使用 6MV 的 X 线能量照射。三维适形计划采用 4~7 个共面照射野,且所加照射野尽量避开肾脏。因胰腺所处的特殊解剖位置,受到胃十二指肠和肾脏的限制,所以三维适形计划的剂量分布应达到靶区内高剂量分布均匀,周围正常组织高剂量区域体积小的要求,即保证计划的适形性。

(三)固定野调强计划

一般使用 6MV 的 X 线能量照射,设 7 个共面照射野,分别为 0°、50°、80°、160°、310°、280° 和 200°。预先设置辅助器官 PRV(全身去掉 PTV 外扩 5mm 的体积)。根据处方剂量及危及器官剂量限制设定优化参数。初步优化以后再针对靶区中正常器官中剂量过高的区域设定限制条件,继续优化,可以改进计划质量。计划评估要求处方剂量包绕 95% 以上的靶区体积。

(四)容积调强计划设计

采用 6MV X 线,双弧照射,优化参数与调强的相同。容积调强计划的优化过程分为四步,通过对靶区剂量和危及器官剂量的调节,使每一步优化阶段达到满意,最终要求靶区 95% 的相对体积达到 100% 的处方剂量。

三、练习题

（一）填空题

1. 胰腺癌放疗时,肝脏的限量为50%肝脏平均受照射剂量≤_____ Gy。

2. 对于胰体尾部肿瘤放疗时,应包含胰十二指肠、肝门、胰前侧和_____淋巴结。

（二）单项选择题

A1 型题

1. 下面正常组织**不是**胰腺癌放射治疗时需要保护的是(　　　)

　　A. 肝脏 　　　　　　　　　　B. 腮腺 　　　　　　　　　C. 双肾

　　D. 扫描范围内的脊髓 　　　　E. 靶区附近的小肠

2. 胰腺癌靶区GTV的勾画范围是(　　　)

　　A. 原发肿瘤和转移的淋巴结 　　　　B. 原发肿瘤外扩1cm的区域

　　C. 原发肿瘤的区域 　　　　　　　　D. 肿瘤周围的淋巴结区域

　　E. 原发肿瘤外扩0.5~1cm的区域

3. 下列治疗技术**不适合**用于胰腺癌治疗的是(　　　)

　　A. 三维适形技术 　　　　　　　　　B. 调强放射治疗

　　C. 立体定向放射治疗 　　　　　　　D. 容积旋转调强放疗

　　E. 钴-60

4. 用于胰腺癌放射治疗的图像是(　　　)

　　A. MRI图像 　　　　　　B. CT图像 　　　　　　　C. PET图像

　　D. MRI图像和PET图像 　　E. SPECT图像

5. 下列说法**不正确**的是(　　　)

　　A. Ⅰ、Ⅱ期胰腺癌可行手术治疗

　　B. 胰腺癌手术残留者可行术后放疗

　　C. 胰腺癌手术切缘阳性可行术后放疗

　　D. 晚期胰腺癌不可放疗

　　E. 晚期胰腺癌可行姑息性放疗

6. **不属于**胰腺癌放疗危及器官的是(　　　)

　　A. 肾脏 　　　　　　　　B. 胃 　　　　　　　　　C. 小肠

　　D. 肝脏 　　　　　　　　E. 膀胱

7. 胰腺癌放疗危及器官剂量限值**不正确**的是(　　　)

　　A. 脊髓≤45Gy

　　B. 50%肝脏平均受照射剂量≤30Gy

　　C. 30%双侧肾脏体积所受的照射剂量≤20Gy

　　D. 胃最大剂量≤55Gy

　　E. 小肠最大剂量≤60Gy

8. 胰腺癌放射治疗计划要求处方剂量线包绕(　　　)以上的靶区体积

　　A. 80% 　　　　　　　　B. 95% 　　　　　　　　　C. 85%

　　D. 90% 　　　　　　　　E. 99%

9. 胰腺癌放疗计划评估时用于显示剂量分布的常用工具是(　　　)

　　A. 射野方向观 　　　　　B. 等剂量曲线 　　　　　　C. 剂量体积直方图

　　　　D. 射野角度　　　　　　　　　E. 均匀性曲线

10. 胰腺癌容积旋转调强计划剂量率一般设置为（　　　）

　　A. 200MU/min　　　　　　　　B. 300MU/min　　　　　　　　C. 400MU/min

　　D. 600MU/min　　　　　　　　E. 100MU/min

11. 胰腺癌 CT 模拟扫描层厚一般选择（　　　）

　　A. 3mm　　　　　　　　　　　B. 1mm　　　　　　　　　　　C. 5mm

　　D. 10mm　　　　　　　　　　　E. 15mm

12. 胰腺癌放射治疗射线能量一般选择（　　　）

　　A. 6MeV 电子线　　　　　　　B. 6MV 射线　　　　　　　　C. 10MeV 电子线

　　D. 12MeV 电子线　　　　　　　E. 15MV 射线

A2 型题

13. 患者，男，53 岁，胰腺癌Ⅱ期，术后切缘阳性，进一步的治疗方案是（　　　）

　　A. 化疗+放疗　　　　　　　　B. 放疗　　　　　　　　　　C. 化疗

　　D. 热疗　　　　　　　　　　　E. 电疗

14. 患者，男性，54 岁，胰腺癌术后，病理提示切缘阳性，术后行放疗，照射剂量一般为（　　　）

　　A. 25～30Gy　　　　　　　　　B. 30～35Gy　　　　　　　　C. 35～40Gy

　　D. 45～50Gy　　　　　　　　　E. 50～60Gy

15. 患者，男性，70 岁，胰腺癌术后 3 个月复发，合并梗阻性黄疸，下一步的治疗措施**不正确**的是（　　　）

　　A. 胆道引流　　　　　　　　　B. 局部放疗　　　　　　　　C. 大剂量化疗

　　D. 营养治疗　　　　　　　　　E. 手术治疗

（三）多项选择题

1. 下列属于常用的呼吸运动控制技术的有（　　　）

　　A. RPM　　　　　　　　　　　B. ABC　　　　　　　　　　　C. 腹部压迫

　　D. IMRT　　　　　　　　　　　E. VMAT

2. 胰腺癌患者适合放疗的适应证包括（　　　）

　　A. 不可手术的局部晚期　　　　　　　B. 切缘阳性

　　C. 胰腺癌复发患者　　　　　　　　　D. 晚期胰腺癌姑息减症治疗

　　E. 早期患者，且已手术根除肿瘤

3. 胰腺癌患者放疗靶区勾画叙述正确的是（　　　）

　　A. GTV 包括原发肿瘤和转移的淋巴结

　　B. GTV 只包括原发肿瘤

　　C. CTV 为 GTV 外扩 0.5～1cm 的区域

　　D. CTV 为原发肿瘤和转移的淋巴结区域

　　E. 使用呼吸门控技术能减少 PTV 的外扩范围

4. 胰腺癌患者放疗模拟定位的叙述正确的是（　　　）

　　A. 患者采取仰卧位　　　　　　　　　B. 双手抱头置于额前

　　C. 利用真空体膜或热塑体膜固定体位　　D. 使用 MRI 增强扫描

　　E. 运用呼吸控制技术减少靶区移位的风险

5. 有关胰腺癌放疗计划叙述正确的是（　　　）

　　A. 适形治疗可采用 5～6 个野进行　　　B. 0%的等剂量曲线覆盖 PTV

　　C. 尽量避免使用传统 4 野照射　　　　D. 正常组织需在剂量限值内

E. 应用门控技术有利于危及器官的保护

6. 胰头癌放疗时的淋巴引流群包括(　)

A. 胰十二指肠淋巴结　　　　　B. 肝门淋巴结　　　　　C. 腹腔淋巴结

D. 整个十二指肠圈淋巴结　　　E. 胰前淋巴结

（四）简答题

1. 胰腺癌放疗前需做什么准备？

2. 胰腺癌的治疗原则是什么？

（五）问答题

1. 胰腺癌三维适形照射野如何设置？

2. 简述胰腺癌放疗计划分析与评估常用的指标。

四、练习题参考答案

（一）填空题

1. 30

2. 脾门

（二）单项选择题

1. B　　2. A　　3. E　　4. B　　5. D　　6. E　　7. E　　8. B　　9. B　　10. D

11. A　　12. B　　13. A　　14. D　　15. C

（三）多项选择题

1. ABC　　　2. ABCD　　　3. ACE　　　4. ABCE　　　5. ABCDE　　　6. ABCDE

（四）简答题

1. 答：放疗前应争取做剖腹探查，目的是对胰腺癌变作活检，取得病理诊断；作胆管和/或胃肠道短路手术，缓解黄疸等症状，为放疗的进行创造必要的条件；在肿瘤周围做标志，供手术后放疗时定位用。

2. 答：临床分期为Ⅰ期、Ⅱ期的胰腺癌，应争取根治性切除，对于术后局部残留或者切缘阳性者，术后行放射治疗或者同步放化疗的综合治疗。局部晚期胰腺癌，可采用单独放射治疗，或者配合化疗，病变广泛者，应以姑息治疗为主，必要时可行局部放射治疗或介入治疗。

（五）问答题

1. 答：采用高能光子线6MV，一般设计4~7个共面照射野，且所加照射野尽量避开肾脏。因胰腺所处的特殊解剖位置，受到胃十二指肠和肾脏的限制，所以剂量分布应达到靶区内高剂量分布均匀，周围正常组织高剂量区域体积小的要求，即保证计划的适形性。计划评估要求处方剂量包绕95%以上的靶区体积。在设定优化条件之前，可以自动生成或手动勾画一些ROI参与优化，提升计划质量。

2. 答：①靶区：等剂量曲线分布、剂量体积直方图、靶区覆盖度、适形度、剂量均匀性、靶区最大剂量、最小剂量、平均剂量等。②危及器官：是否满足临床医生的要求，能否进一步改进，降低危及器官的受量，高于处方剂量的区域尽量不要落在肝脏、小肠、脊髓等区域。③使用"肿瘤控制率""正常组织的放射并发症发生率"等参数对计划进行比较和优化，进行放射生物学方面的评价。

（尹丽　郭昌）

第十四节　肝　　癌

一、学习目标

1. 掌握肝癌的放疗计划设计。
2. 熟悉肝癌靶区确定与勾画、危及器官的确定与剂量限值。
3. 了解肝癌的放疗适应证。

二、重点和难点内容

重点和难点:肝癌精确放疗的模拟定位、三维适形计划设计、固定野调强计划设计、容积调强计划设计。

1. 模拟定位　在三维激光灯下,使用真空体模袋对肝癌治疗区固定体位后,行 CT 模拟定位,采用强化扫描模式进行肿瘤靶区的确定,必要时可以辅以 MRI 扫描,应用 CT-MRI 融合技术,CT 和 MRI 扫描层厚和间距均设定为 3~5mm。自主呼吸控制技术、呼吸门控技术和四维 CT 技术等呼吸运动控制技术对于可以耐受的患者应首选使用。

2. 三维适形计划　受呼吸影响,肝靶区的移动度可达到 3cm,采用呼吸同步化技术可缩小 PTV 体积、减少靶区周围正常组织的照射体积剂量。定位扫描要求全肝必须扫描以便准确评估肝的受量。早期肝癌的根治性放疗,射野设计一般采用 6MV X 线,5 个共面适形野照射,亦可根据病灶的位置增加射野个数或采用非共面的照射技术。

3. 固定野调强计划　射野方案采用 6MV X 线 5 个共面等间距射野照射,亦可根据病灶的位置增加射野个数或采用非共面的照射技术。尽量避免对侧距离靶区比较远的射野,射野权重均分。PTV 剂量为 2Gy,每周 5 次,处方剂量 60Gy。要求处方剂量包绕 95% 以上的靶区体积。

4. 容积调强计划　针对同一肝癌病例,可采用 6MV X 线双半弧照射。第一个半弧机架自 181°,顺时针旋转至 0°,机头角度为 15°,床角为 0°;第二个半弧机架自 0°,逆时针旋转至 181°,机头角度为 345°。优化过程为第一至三步主要优化危及器官剂量,第四至五步主要优化提高靶区剂量,通过对靶区剂量和危及器官剂量的微调节,使得每一优化阶段达到满意为止,要求处方剂量包绕 95% 以上的靶区体积。

三、练习题

(一)填空题

1. 肝癌放疗中剂量限制的主要危及器官包括肝脏(非靶区部分)_____、_____、小肠及扫描范围内的脊髓等。

2. 原发性肝癌全肝照射剂量≤_____ Gy,转移性肝癌全肝照射剂量≤_____ Gy。

3. 受呼吸影响,肝靶区的移动度可达到_____,采用呼吸同步化技术可_____。定位扫描要求必须扫描_____以便准确评估肝的受量。

4. 呼吸运动是导致肝脏肿瘤在放疗过程中出现位移和形变的主要原因,器官运动引起 CTV 内边界位置变化称之为_____,多种技术可用于控制以上运动变化。常用技术包括_____、_____、_____和_____等。

（二）单项选择题

A1 型题

1. 肝癌放射治疗过程中需要保护的危及器官**不包括**(　　)
   - A. 正常肝
   - B. 脊髓
   - C. 脑干
   - D. 左肾
   - E. 右肾

2. 肝癌放射治疗计划危及器官受照剂量**不能**满足临床要求的是(　　)
   - A. 脊髓≤40Gy
   - B. 胃≤40Gy
   - C. 50%小肠照射剂量小于15～20Gy
   - D. 30%双侧肾脏照射剂量≤20Gy
   - E. 脊髓最大点剂量52Gy

3. 关于肝癌适形计划设计**不正确**的是(　　)
   - A. 定位扫描要求全肝必须扫描
   - B. 射野设计一般采用6MV X线
   - C. 不需要有射野避开肾脏
   - D. 保持就近射野原则
   - E. 尽量避免从病变对侧照射

4. 目前肝癌原发灶放疗**不推荐**采用(　　)技术
   - A. 常规放疗
   - B. 三维适形
   - C. 逆向调强
   - D. 旋转调强
   - E. 立体定向

5. 肝癌CT模拟扫描层厚一般选择(　　)
   - A. 3mm
   - B. 1mm
   - C. 7mm
   - D. 10mm
   - E. 12mm

6. 肝癌容积旋转调强计划剂量率一般设置为(　　)
   - A. 200MU/min
   - B. 300MU/min
   - C. 400MU/min
   - D. 600MU/min
   - E. 100MU/min

7. 肝癌放射治疗射线能量一般选择(　　)
   - A. 6MeV 电子线
   - B. 15MV X 射线
   - C. 6MV X 线
   - D. 15MeV 电子线
   - E. 12MeV 电子线

8. 对于肝癌放疗的患者射野时应尽量**避免**穿过(　　)
   - A. 心脏
   - B. 胸腔胃
   - C. 脊髓
   - D. 左肺
   - E. 右肺

9. 肝癌放射治疗计划评估时用于显示剂量分布的最常用的工具是(　　)
   - A. 射野方向观
   - B. 等剂量曲线
   - C. 剂量体积直方图
   - D. 射野角度
   - E. 均匀性指数

10. 肝癌放射治疗计划要求处方剂量线包绕(　　)以上的靶区体积
    - A. 80%
    - B. 95%
    - C. 90%
    - D. 85%
    - E. 88%

11. 下列属于肝癌放疗指征的是(　　)
    - A. 手术后病灶残留
    - B. 病灶致肝门梗阻
    - C. 肝癌骨转移引起疼痛
    - D. 门静脉癌栓
    - E. 肝功能 Child-Pugh C 级

12. 下列说法**错误**的是(　　)
    - A. 肝癌可以局部放疗
    - B. 手术是肝癌治疗的唯一手段

C. 中晚期肝癌可以给予 TACE 治疗

D. 肝功能情况是考虑肝癌放疗的一个参考因素

E. 肝癌远处转移灶放疗可以改善生活质量

13. **不属于**肝癌放疗的危及器官是（　　）

    A. 肝脏（非靶区部分）   B. 肾脏   C. 小肠

    D. 脊髓   E. 肺

14. 下列关于肝癌放疗说法**不正确**的是（　　）

    A. 靶区勾画可以参考 MRI

    B. 需要考虑呼吸的影响

    C. 都不需要照射淋巴引流区

    D. 肝功能是影响放疗毒副反应的一个重要指标

    E. 肝脏病灶可以行 SBRT（立体定向放疗）

A2 型题

15. 患者，男性，45 岁，胸痛 1 个月，诊断：原发性肝癌伴 T_2 椎体骨转移，下列治疗措施**错误**的是（　　）

    A. 椎体放疗   B. 肝脏病灶手术治疗

    C. 索拉非尼靶向治疗   D. 肝动脉介入治疗

    E. 镇痛治疗

（三）多项选择题

1. 肝癌放射治疗过程中需要保护的危及器官包括（　　）

    A. 正常肝   B. 脊髓   C. 脑干

    D. 左肾   E. 右肾

2. 肝癌放射治疗定位方法包括（　　）

    A. 模拟机   B. 大孔径 CT   C. PET/CT

    D. MR   E. DSA

3. 肝癌放疗计划分析与评估的常用的指标有（　　）

    A. 等剂量曲线   B. 靶区覆盖度   C. 危及器官受量

    D. 适形度指数   E. 均匀性指数

4. 肝癌放射治疗计划审核内容包括（　　）

    A. 参考点设置   B. 等中心设置   C. 能量选择

    D. 处方剂量   E. 射野角度

5. 肝癌放疗危及器官限量正确的是（　　）

    A. 脊髓 ≤40Gy   B. 胃 ≤40Gy

    C. 50% 小肠小于 15~20Gy   D. 30% 双肾 ≤20Gy

    E. 肝脏 V_{50} ≤50%

（四）简答题

1. 简述肝癌精确放射治疗模拟定位方法。

2. 简述肝癌三维适形计划设计方法。

3. 肝癌放射治疗过程中需要保护的危及器官包括哪些？

（五）问答题

1. 肝癌固定野调强照射野如何设置？

2. 肝癌固定野调强如何设定参考点及确定射野 ISO？

（六）病例分析题

针对一肝癌病例(见文末彩图 7-2)，可采用 6MV X 线双半弧照射。请描述此病例容积调强计划设计角度与优化过程？

四、练习题参考答案

（一）填空题

1. 双肾　胃

2. 28　30

3. 3cm　缩小 PTV 体积并减少靶区周围正常组织的照射体积剂量　全肝

4. ITV　门控技术　实时追踪技术　呼吸控制技术　4DCT 技术

（二）单项选择题

1. C　　2. E　　3. C　　4. A　　5. A　　6. D　　7. C　　8. B　　9. B　　10. B

11. E　　12. B　　13. E　　14. C　　15. B

（三）多项选择题

1. ABDE　　　2. ABCD　　　3. ABCDE　　　4. ABCDE　　　5. ABCD

（四）简答题

1. 答：在三维激光灯下，使用真空体模袋对肝癌治疗区固定体位后，行 CT 模拟定位，采用强化扫描模式进行肿瘤靶区的确定，必要时可以辅以 MRI 扫描，应用 CT-MRI 融合技术，CT 和 MRI 扫描层厚和间距均设定为 3~5mm。自主呼吸控制技术、呼吸门控技术和四维 CT 技术等呼吸运动控制技术对于可以耐受的患者应首选使用。

2. 答：早期肝癌的根治性放疗，射野设计一般采用 6MV X 线，5 个共面适形野照射，亦可根据病灶的位置增加射野个数或者采用非共面的照射技术。保持就近射野原则，尽量避免从病变对侧照射。PTV 剂量为 2Gy，每周 5 次，56Gy/6 周。射野角度为 0°、40°、140°、200°、280°，靶区内剂量分布要均匀，靶区内剂量梯度要求<15%。危及器官如脊髓、胃肠道的剂量应小于其放射耐受量。正常肝组织受照体积剂量在估计可耐受范围内。

3. 答：正常肝、脊髓、脑干、左肾、右肾、胃、小肠等。

（五）问答题

1. 答：设野方案采用 6MV X 线，5 个共面等间距射野，机架角度分别为 135°、180°、220°、270°、330°，尽量避免对侧距离靶区比较远的射野，射野权重均分。要求处方剂量包绕 95% 以上的靶区体积。在设定优化条件之前，可以自动生成或手动勾画一些 ROI 参与优化，提升计划质量。

2. 答：参考点的确定需使用 CT 定位时三铅点位置设定初始标记点。ISO 点的确定：结合 2D 和 3D 图像，如果参考点相对靶区位置比较合适，可将 ISO 点放在参考点同一位置；如果参考点不适合作为等中心点，通常的做法是自动生成靶区几何中心为 ISO 点，并根据实际情况看是否需要调整 ISO 点位置。如需调整，注意不要放在体表位置不平坦的地方，尽量只进行一维方向上的移床。

（六）病例分析题

第一个半弧机架自 181°，顺时针旋转至 0°，机头角度为 15°，床角为 0°；第二个半弧机架自 0°，逆时针旋转至 181°，机头角度为 345°。优化参数与前面所述调强方式的优化参数相同。优化过程为第一至三步主要优化危及器官剂量，第四至五步主要优化提高靶区剂量，通过对靶区剂量和危及器官剂量的微调节，使得每一优化阶段达到满意为止，要求处方剂量包绕 95% 以上的靶区体积。

（何侠　郑佳俊　高瀚）

第十五节　前　列　腺　癌

一、学习目标

1. 掌握前列腺癌放射计划设计的主要内容。
2. 熟悉前列腺癌放射治疗技术方案。
3. 了解前列腺癌放疗靶区及危及器官的确定与勾画。

二、重点和难点内容

重点和难点:前列腺癌的模拟定位、三维适形计划设计、固定野及容积调强的设计方法。

（一）模拟定位

治疗体位采取仰卧位或俯卧位,体模固定。研究发现仰卧位时器官的运动明显小于俯卧位,因此更适宜选择仰卧位。在体模固定后行 CT 扫描,扫描范围为真骨盆上下 5cm,层间距 5mm,对于早期体积较大的肿瘤建议用更小的层厚及层间距,必要时辅以 MRI 扫描。

（二）三维适形计划设计

前列腺癌照射剂量不足是造成放疗失败的主要原因。提高照射剂量可造成邻近正常器官(膀胱和直肠)的放射损伤问题。高度精确的三维适形调强放疗技术可以达到对靶体积的准确高剂量照射,在保护正常器官的同时减少肿瘤的遗漏。病例如主教材图 7-81 所示,CTV 剂量 2Gy,每周 5 次,70Gy/5 周。等中心放在靶区中心处。勾画直肠、膀胱、小肠和骨髓等危及器官。

（三）固定野调强计划

设野方案一般采用 6MV X 线,9 个射野,40° 为间隔等角度分布。角度分别为 0°、40°、80°、120°、160°、200°、240°、280° 和 320°,射野权重均分。PTV 剂量 2Gy, 每周 5 次,70Gy/5 周。为保证定义结构(靶区、OAR、造口/伤口、瘢痕等)之外的区域出现剂量散漫无序或剂量跌落,优化参数除了涵盖靶区、危及器官等目标外,还应该涉及一定的辅助器官并对之进行剂量限制。在设置优化条件之前预先设置辅助器官 ring(环厚为 0.5cm,与 PTV 边缘间隔 0.5cm 的体积范围)。根据处方剂量及危及器官剂量限制设定优化参数,在计划系统中实际设置的优化参数可在此基础上提高要求。如果严格按照处方给定方案进行优化,转换为最终实际剂量分布时,会与处方要求存在一定差异。在优化 DVH 中设定好优化参数,初步优化以后根据剂量线分布再对正常组织中剂量过高的区域进行修改。

（四）容积调强计划

前列腺癌的容积调强计划设计流程与逆向调强计划相同,一般采用单弧或双弧旋转射野,照射野的最高剂量率设定为 600MU/min。设野方案采用 6MV X 线双弧照射。第一个弧机架自 181° 顺时针旋转至 179°,机头角度为 15°,床角为 0°,第二个弧方向相反。PTV 剂量 2Gy,每周 5 次,50Gy/5 周。要求处方剂量包绕 95% 以上的靶区体积。优化目标和调强放疗计划中相同,其优化过程分为 4 个阶段,靶区及危及器官的优化参数设置及调整主要在第一和第二阶段完成。

三、练习题

（一）填空题

1. 前列腺癌放疗时,低危患者 CTV 为_____;中、高危患者为前列腺加上_____。

2. 前列腺癌放疗时,危及器官包括直肠、膀胱、双侧股骨头、小肠。正常组织耐受剂量要求50%的膀胱<＿＿＿ Gy,50%的直肠<＿＿＿ Gy,接受>70Gy 照射的直肠体积<75%,95%的股骨头<＿＿＿ Gy,避免高剂量照射点在直肠壁。

3. 前列腺癌粒子植入治疗后需进行计量学评估,单纯近距离治疗的剂量推荐:碘-125,＿＿＿ Gy;钯-103,＿＿＿ Gy。

4. 前列腺癌＿＿＿是造成放疗失败的主要原因。提高照射剂量容易造成邻近正常器官＿＿＿、＿＿＿的放射损伤问题。

（二）单项选择题

A1 型题

1. 前列腺癌放射治疗中,对股骨头的剂量要求是(　　)
   A. $D_{95}<50Gy$　　　　B. $D_{95}<30Gy$　　　　C. $D_2<50Gy$
   D. $D_2<30Gy$　　　　E. $D_2<10Gy$

2. 对前列腺癌放射治疗方案中**不包含**(　　)
   A. 外照射　　　　B. 近距离放疗　　　　C. 近距离放疗
   D. 雄激素阻断治疗　　　　E. 外照射

3. 前列腺癌放射治疗计划设计一般**不包含**(　　)
   A. 三维适形计划　　　　B. 固定野调强计划　　　　C. 容积调强计划
   D. 术中放疗计划　　　　E. 多野调强计划

4. 在前列腺癌固定野调强计划设计中,一般采用几个射野等角度间隔分布(　　)
   A. 7　　　　B. 8　　　　C. 9
   D. 10　　　　E. 12

5. 前列腺癌放疗计划设计优化参数目标中,一般**不包含**(　　)
   A. 辅助器官 Ring　　　　B. 靶区 PTV　　　　C. 膀胱
   D. 直肠　　　　E. 肺

6. 对前列腺癌做近距离放疗所采用的方法,一般**不使用**(　　)
   A. 碘-125　　　　B. 钯-103　　　　C. 钴-60
   D. 新辅助化疗　　　　E. 雄激素阻断

7. 针对前列腺癌的 CT 模拟定位,一般采用的层厚是(　　)
   A. 1mm　　　　B. 2mm　　　　C. 3mm
   D. 5mm　　　　E. 7mm

8. 针对前列腺癌三维适形计划设计,一般采用的射野个数为(　　)
   A. 5 野或 6 野　　　　B. 6 野或 7 野　　　　C. 7 野或 8 野
   D. 8 野或 9 野　　　　E. 10 野或 12 野

9. 下列关于前列腺癌放疗说法**错误**的是(　　)
   A. 前列腺癌术后复发的患者可以放疗
   B. 病变局限的部分患者可以行根治性放疗
   C. 有远处转移的患者不能行放疗
   D. 前列腺骨转移可行姑息性放疗
   E. 晚期患者也可行前列腺局部放疗

10. **不属于**前列腺癌放疗危及器官的是(　　)
    A. 直肠　　　　B. 膀胱　　　　C. 股骨头

D. 小肠　　　　　　　　　　　　　E. 椎体

A2 型题

11. 患者,男性,72 岁,前列腺癌多发骨转移,全身一般状况欠佳,进一步的治疗措施**错误**的是(　　)

　　A. 前列腺局部放疗　　　　　　　B. 内分泌治疗　　　　　　　C. 骨转移灶放疗

　　D. 前列腺手术切除　　　　　　　E. 去势治疗

（三）多项选择题

1. 前列腺癌广泛骨转移患者可以采用的放射性核素是(　　)

　　A. 锶-89　　　　　　　　　　　　B. 碳-14　　　　　　　　　　C. 锝-92

　　D. 钴-60　　　　　　　　　　　　E. 钐-153

2. $T_{2c} \sim T_4$ 期并且 Gleason 评分 ≥6 的局限期前列腺癌患者可考虑哪些盆腔引流区预防照射(　　)

　　A. 髂内　　　　　　　　　　　　B. 髂外　　　　　　　　　　　C. 肱骨头

　　D. 髂总　　　　　　　　　　　　E. 胸骨

3. 前列腺癌放疗危及器官剂量限值正确的是(　　)

　　A. 50% 膀胱 ≤50～60Gy　　　　　　　　　　B. 50% 直肠 ≤50Gy

　　C. 接受 >70Gy 照射的直肠体积 <75%　　　　D. 95% 的股骨头 <50Gy

　　E. 脊髓 ≤45Gy

（四）简答题

　1. 前列腺癌 GTV 勾画范围包括哪些?

　2. 前列腺癌 PTV 勾画需要考虑哪些因素?

　3. 前列腺癌放疗计划有哪些类型?

　4. 前列腺癌采用 9 野调强放疗,一般角度设定为各多少度?

（五）问答题

　1. 前列腺癌常规放疗流程及注意事项有哪些?

　2. 前列腺癌的适应证及治疗原则是什么?

四、练习题参考答案

（一）填空题

1. 前列腺　精囊

2. 50～60　50～60　50

3. 145　125

4. 照射剂量不足　直肠　膀胱

（二）单项选择题

1. A　　2. D　　3. D　　4. C　　5. E　　6. C　　7. D　　8. A　　9. C　　10. E

11. D

（三）多项选择题

1. AE　　　　2. ABD　　　　3. ABCD

（四）简答题

1. 答:包括整个前列腺及其包膜。

2. 答:直肠和膀胱的充盈状态、呼吸运动和治疗体位可影响前列腺的位置。

3. 答:三维适形计划、固定野调强、容积调强。

4. 答:角度分别为 0°、40°、80°、120°、160°、200°、240°、280°和 320°。

（五）问答题

1. 答:患者体位采取仰卧位或俯卧位,体模固定。体表标记前列腺中心点,通常位于体中线耻骨联合上缘下 1cm。模拟定位片从 $L_5 \sim S_1$ 至坐骨结节下 1cm。前列腺照射野采用前后野和两侧野四野照射,避开直肠后壁。盆腔照射野采用前后野和两侧野四野照射,使用整体挡铅。常规外照射计划为四野等中心照射,每日 1.8~2.0Gy,每天照射四野,总剂量 65~70Gy/7~8 周。做全盆腔照射,剂量为 45~50Gy/5 周,然后缩野照射前列腺,补量 20~25Gy。常规照射时,受正常组织的照射限制,前列腺的剂量通常不超过 70Gy。

2. 答:对于病变较局限、无明显周围组织侵犯且无远处转移的前列腺癌患者,拒绝行手术治疗或有手术禁忌证的患者可行根治性放射治疗。行手术探查而未行切除或术后局部复发患者,周围组织已有广泛浸润或有远处转移且病灶局限于 1~2 个部位,可行姑息性放射治疗。对已行姑息性放疗的患者可根据患者的一般状况、KPS 评分及治疗效果,也可将姑息性放疗转化为根治性放疗。晚期患者可给予局部或远处转移的病灶姑息性放疗,达到减轻痛苦、提高生活质量、缓解病情的作用。

（何侠　牟忠德　张丝雨）

第十六节　宫　颈　癌

一、学习目标

1. 掌握宫颈癌的治疗原则、体外照射计划制作方法。
2. 熟悉宫颈癌腔内照射技术方案。
3. 了解宫颈癌靶区及危及器官确定和勾画。

二、重点和难点内容

重点和难点:宫颈癌固定野调强计划设计与容积调强计划设计。

（一）固定野调强计划

设野方案一般采用 6VM X 线,9 个射野,等角度分布。角度分别为 0°、40°、80°、120°、160°、200°、240°、280°和 320°。要求处方剂量包绕 95% 以上的靶区体积。在 IMRT 计划设计时,可添加辅助器官或对靶区设环并进行剂量限制,有助于获得较好的靶区适形度和剂量跌落。根据处方剂量及危及器官剂量限制设定优化参数,可在这基础上适当调整优化参数。根据经验,在计划系统中实际设置的优化参数可在危及器官限量的基础上提高要求。如果严格按照处方剂量及危及器官剂量限制给定参数进行优化,最终优化结果会与处方要求存在一定差异,甚至部分 OAR 超过了剂量限值。反复优化后,如果正常组织中仍有剂量过高区域,可以通过手动调节子野束流强度消除高剂量区域,调节时要选择跳数小和适当的射野方向,尽量减少这些区域的体积。如果 PTV 与危及器官存在重叠区域,则根据医嘱可以允许 PTV 在重叠区域内欠量,视情况调整 PTV,或者降低危及器官受量要求。危及器官的受量如果已达到设置的优化条件也可将优化条件再继续降低,以满足靶区剂量的前提下尽可能地降低危及器官受量。可对不同的计划优化结果进行比较,直到达到满意的剂量分布和危及器官受量。

（二）容积调强计划

宫颈癌全盆腔容积调强计划设计时,设野方案一般采用 6MV X 线双弧照射。第一个弧机架自 181°顺时针旋转至 179°,机头角度为 30°,床角为 0°;第二个弧机架自 179°逆时针旋转至 181°,

机头角度为330°,床角为0°。PTV 剂量 1.8~2Gy,每周 5 次,共照射 47.5Gy,要求处方剂量包绕 95% 以上的靶区体积。优化目标和调强放疗计划中相同,分别调整危及器官及靶区的权重,使优化结果更接近优化目标。

三、练习题

(一)填空题

1. 宫颈癌精确放疗时,CTV 包括 GTV、宫颈、宫体、宫旁、阴道、_____、髂内、髂外、_____、_____淋巴结引流区。阴道受侵时,勾画到肿瘤下界_____cm;若阴道未受侵,直接勾画正常阴道_____cm。

2. 宫颈癌腔内照射 A 点的位置位于宫腔源末端(宫口水平)上_____cm,子宫中轴外侧_____cm,相当于输尿管和子宫动脉分叉处,A 点的剂量代表_____的剂量。

3. 宫颈癌腔内照射 B 位于 A 点外_____cm,B 点代表周围组织及_____剂量。

4. 放射治疗是宫颈癌的主要治疗手段,适用范围广,各期均可使用,疗效好,总的 5 年生存率已达_____以上。

5. 根治性放疗以腔内照射配合体外照射的方法最为普遍,腔内照射主要照射宫颈癌的_____,体外照射主要照射宫颈癌的_____。

(二)单项选择题

A1 型题

1. 下列照射方式**不属于**常见的宫颈癌体外照射方式的是(　　)
   A. 盆腔前后双野全盆腔照射　　　　B. 盆腔 3 野照射　　　　　　C. 盆腔 4 野照射
   D. 多野等中心照射　　　　　　　　E. 等中心旋转调强照射

2. 下列**不符合**宫颈癌常规放疗计划设计原则的是(　　)
   A. 全盆腔照射,射野面积为(15~18)cm×(13~15)cm(宽×长)
   B. 上界相当于第 4~5 腰椎水平
   C. 下界为耻骨联合上缘下 4~5cm
   D. 外界为股骨头外缘
   E. 4 野照射,可于全盆腔照射野中央挡 3~4cm

3. **不符合**宫颈癌调强计划设计原则的是(　　)
   A. 设野方案一般采用 6MV X 线,9 个射野,等角度分布
   B. 要求处方剂量包绕 95% 以上的靶区体积
   C. 添加辅助器官或环将有助于获得较好的靶区适形度和剂量跌落
   D. 严格按照处方剂量及危及器官剂量限制给定参数进行优化
   E. 对正常组织内或邻近区的高剂量区进行再优化

4. 下列说法**错误**的是(　　)
   A. 宫颈癌全盆腔容积调强计划设计时,设野方案一般采用 6MV X 线双弧照射
   B. 容积调强技术可与 IMRT 剂量分布基本相当
   C. 单弧照射在靶区剂量覆盖和危及器官保护方面优于双弧照射
   D. 双弧照射子野数多于单弧照射
   E. 子野数越多束流强度调整能力越强,可得到适形度更高的剂量分布

5. 盆腔 CT 软组织的分辨率较差,下列能够较好地弥补这一缺陷的检查是(　　)
   A. PET CT　　　　　　　　　　　B. MRI T2 加权　　　　　　　C. MRI T1 加权

D. DRR   E. 增强 CT

6. 下列影像上的特征可以被认为是盆腔淋巴结转移的是（　　　）

   A. 淋巴结≥5mm   B. 淋巴结≥7mm

   C. 淋巴结≥10mm 或成簇   D. 5mm≤淋巴结≤10mm

   E. 淋巴结肉眼可见

7. 下列**不属于**宫颈癌术前放疗适应证的是（　　　）

   A. Ⅰa 期患者   B. 宫颈较大的外生型肿瘤

   C. Ⅱa 期阴道侵犯较多   D. 黏液腺癌

   E. 病理分级Ⅲ级以上

8. 下列**不属于**宫颈癌术后放疗禁忌证的是（　　　）

   A. 骨髓抑制：周围血白细胞总数<3×10^9/L，血小板<7×10^9/L

   B. 合并高血压、糖尿病

   C. 急性或亚急性盆腔炎症未获控制者

   D. 肿瘤广泛，恶病质；发生尿毒症者

   E. 急性肝炎、精神病发作期、严重心血管疾患未获控制者

9. 宫颈癌靶区勾画 CTV 的结构**不包括**（　　　）

   A. 宫颈   B. 宫体   C. 宫旁

   D. 膀胱   E. 骶前淋巴结

10. 下列符合宫颈癌腔内治疗 A 点描述的是（　　　）

   A. 宫腔源末端（宫口水平）上 2cm

   B. 子宫中轴外侧 2cm

   C. 宫腔源末端（宫口水平）上 3cm

   D. 子宫中轴外侧 3cm

   E. 宫腔源末端（宫口水平）上 2cm，子宫中轴外侧 2cm

11. 下列符合宫颈癌腔内治疗 B 点描述的是（　　　）

   A. 位于 A 点外 1cm   B. 位于 A 点外 2cm

   C. 位于 A 点外 3cm   D. 位于 A 点外 4cm

   E. 位于 A 点外 5cm

A2 型题

12. 患者，女性，52 岁，宫颈鳞癌，FIGO 分期为Ⅱb 期，最佳治疗方案为（　　　）

   A. 同步放化疗+腔内治疗   B. 手术治疗   C. 全身化疗

   D. 靶向治疗   E. 腔内治疗

（三）多项选择题

1. 宫颈癌放疗中 CTV 需外放 PTV 的因素包括（　　　）

   A. 肿瘤变大   B. 器官运动   C. 摆位误差

   D. 靶位置靶体积变化   E. 膀胱直肠充盈程度不同

2. 若宫骶韧带受累，CTV 应勾画的范围应包括（　　　）

   A. 宫颈及宫体   B. 宫骶韧带   C. 直肠系膜淋巴结

   D. 直肠周围淋巴结   E. 阴道 3cm

3. 宫颈体外放疗照射方式有（　　　）

   A. 盆腔前后双野全盆腔照射   B. 盆腔 4 野照射   C. 多野等中心照射

D. 三野照射　　　　　　　　　　　E. 单前野照射

4. 有助于获得更好靶区适形度的方法有(　　　)

A. PTV 外设环　　　　　　　B. 添加辅助器官　　　　　　C. 减少野数

D. 限制高剂量区剂量　　　　E. 增加子野数

5. 宫颈癌盆腔淋巴引流区包括(　　　)

A. 髂内淋巴结　　　　　　　B. 髂外淋巴结　　　　　　　C. 髂总淋巴结

D. 闭孔淋巴结　　　　　　　E. 骶前淋巴结

6. 属于宫颈癌放疗危及器官的是(　　　)

A. 小肠　　　　　　　　　　B. 膀胱　　　　　　　　　　C. 直肠

D. 股骨头　　　　　　　　　E. 脊髓

(四)简答题

1. 宫颈癌照射技术包括哪两种?

2. 简述三维图像引导的近距离放疗的优点。

3. 简述腔内照射参考点 A 点和 B 点的解剖位置和代表的剂量区域。

4. 简述宫颈癌旋转容积调强计划射野角度。

(五)问答题

1. 阐述宫颈癌放疗禁忌。

2. 阐述宫颈癌固定野调强计划的设计原则。

四、练习题参考答案

(一)填空题

1. 髂总　闭孔　骶前　2~3　3

2. 2　2　宫旁三角区

3. 3　盆腔淋巴结

4. 50%~60%

5. 原发区域　盆腔蔓延和转移区域

(二)单项选择题

1. B　　2. D　　3. D　　4. C　　5. B　　6. C　　7. A　　8. B　　9. D　　10. E

11. C　　12. A

(三)多项选择题

1. BCDE　　2. ABCD　　3. ABC　　4. ABE　　5. ABCDE　　6. ABCDE

(四)简答题

1. 答:腔内照射和体外照射

2. 答:①可以让医生从三维空间观察肿瘤及其周围的重要器官,从三维方向优化剂量分布。②可使靶区获得很好的剂量覆盖,利用剂量体积直方图,医生可以得到除 A 点剂量之外的许多剂量参数。

3. 答:A 点的位置位于宫腔源末端(宫口水平)上 2cm,子宫中轴外侧 2cm,相当于输尿管和子宫动脉分叉处,A 点的剂量代表宫颈旁三角区的剂量,B 点:位于 A 点外 3cm,B 点代表周围组织及盆腔淋巴结剂量。

4. 答:宫颈癌全盆腔容积调强计划设计时,设野方案一般采用 6MV X 线双弧照射。第一个弧机架自 181° 顺时针旋转至 179°,机头角度为 30°,床角为 0°;第二个弧机架自 179° 逆时针旋转

至 181°,机头角度为 330°,床角为 0°

（五）问答题

1. 答：①骨髓抑制,周围血白细胞总数<3×10⁹/L,血小板<7×10⁹/L 者。②急性或亚急性盆腔炎症未获控制者。③肿瘤广泛、恶病质、发生尿毒症者。④急性肝炎、精神病发作期、严重心血管疾患未获控制者。

2. 答：①设野方案一般采用 6MV X 线,9 个射野,等角度分布。角度分别为 0°、40°、80°、120°、160°、200°、240°、280° 和 320°。②处方剂量包绕 95% 以上的靶区体积。③可添加辅助器官或对靶区设环并进行剂量限制,有助于获得较好的靶区适形度和剂量跌落。④根据处方剂量及危及器官剂量限制设定优化参数,可在危及器官限量的基础上将优化参数设置得更为严格。⑤初步优化以后根据剂量线分布,针对正常组织中或邻近正常组织 5mm 以内范围内剂量高于处方剂量 5% 的区域继续增加限制条件再优化,改进计划质量。⑥反复优化后,如果正常组织中仍有剂量过高区域,可以通过手动调节子野束流强度消除高剂量区域,调节时要选择跳数小和适当的射野方向,尽量减少这些区域的体积。⑦如果 PTV 与危及器官存在重叠区域,则根据医嘱可以允许 PTV 在重叠区域内欠量,视情况调整 PTV,或者降低危及器官受量要求。

（尹丽　王德军　郭昌）

第十七节　恶性淋巴瘤

一、学习目标

1. 掌握霍奇金淋巴瘤和非霍奇金淋巴瘤放射治疗计划的设计。
2. 熟悉霍奇金淋巴瘤和非霍奇金淋巴瘤的靶区确定与勾画。
3. 了解霍奇金淋巴瘤和非霍奇金淋巴瘤放射治疗的适应证及治疗原则。

二、重点和难点内容

（一）霍奇金淋巴瘤放疗计划

重点和难点：根治放疗和改良根治放疗的固定野调强和容积调强的设计方法。

1. 根治放疗(斗篷野)

（1）模拟定位：患者体位固定建议选用头颈肩的热塑膜固定方式,患者取自然仰卧位,双手紧贴于身体两侧为好,扫描层厚一般为 3~5mm。恶性淋巴瘤的放疗范围和剂量以医生根据病例和患者过往病史而定。

（2）三维适形计划：由于靶区的形状复杂,一般情况下采用前后左右四个方向照射。通过适当调整二级准直器的角度(一般旋转 90°),使多叶光栅适形于靶区,纵隔采用前后野对穿照射以减少肺的受照体积和剂量,左右方向采用对穿照射。调节各射野的权重,达到较好的适形度。如果有必要可以适当添加小的子野或调整子野中多叶光栅位置来达到相对理想的靶区剂量线分布,查看 DVH 图,评估危及器官受照剂量。

（3）固定野调强计划：由于霍奇金淋巴瘤靶区比较大且不规律,为了达到靶区的适形性比较好且又能保证靶区剂量和正常组织符合临床要求,一般采用多野(至少 7 野或更多)布野方式。在不影响靶区剂量的情况下,在布野的过程中要根据靶区和正常组织的关系适当调整二级准直器的角度和照射面积范围,这样更能保护好正常组织。在布野和照射面积确定好后给予靶区和正常组织一定的优化条件及参数,最后得到较好的靶区适形度和理想的临床剂量要求。

（4）容积调强计划：一般采用多弧照射，靶区适形度往往比单弧好。跟固定野调强一样，布野时可以根据靶区与正常组织选择合适的光栅角度和射野面积，以更好地满足临床剂量要求。在布野和照射面积确定好后进行优化，在优化的过程中实时根据剂量线变化调整优化参数直至最后得到较好的临床剂量要求。

2. 改良根治放疗（改良斗篷野）

（1）模拟定位：患者体位固定建议选用头颈肩的热塑膜固定方式，取自然仰卧位，双手紧贴于身体两侧为好，扫描层厚一般为 3~5mm。恶性淋巴瘤的放疗范围和剂量以医生根据病例和过往病史而定。

（2）三维适形计划：由于靶区的形状比较复杂，一般情况下采用前后左右四个方向照射。通过适当调整二级准直器的角度（一般旋转 90°），使多叶光栅适形于靶区，纵隔采用前后野对穿照射以减少肺的受照体积和剂量，左右方向采用对穿照射。调节各射野的权重，达到较好的适形度。如果有必要可以适当添加小的子野或调整子野中多叶光栅位置来达到相对理想的靶区剂量线分布，查看 DVH 图，评估危及器官受照剂量。

（3）固定野调强计划：由于霍奇金淋巴瘤靶区比较大，一般采用多野布野方式。为了达到靶区的适形性比较好且又能保证靶区剂量和正常组织符合临床要求，可根据靶区与正常组织关系布野，角度可均分也可偏一侧等多种布野方式。布野过程中要根据靶区和正常组织的关系可以通过适当调整二级准直器的角度和照射面积范围，这样不仅能保证靶区剂量也能更能保护好正常组织。在布野和照射面积确定好后给予靶区和正常组织一定的优化条件及参数，最后得到较好的靶区适形度和理想的临床剂量要求。

（4）容积调强计划：对于霍奇金淋巴瘤一般采用多弧照射（可全弧也可半弧），这样得到的靶区适形度往往比单弧好。跟固定野调强一样，布野时可以根据靶区与正常组织选择合适的光栅角度和射野面积以更好地满足临床剂量要求。在布野和照射面积确定好后进行优化，在优化的过程中实时根据剂量线变化调整优化参数直至最后得到较好的临床剂量要求。

（二）非霍奇金淋巴瘤放射治疗

重点和难点：蕈样肉芽肿病（蕈样霉菌病）全身电子线的照射方法和 NK/T 淋巴瘤精确放疗。

1. 蕈样肉芽肿病全身电子线的照射方法　全身皮肤电子线照射（total-skin election radiation，TSER）的电子线能量一般采用 3~6MeV，少数情况下使用 9MeV；采用三前三后治疗野进行治疗；每个治疗野有上下两个方向的照射束，它们的角度是沿水平轴上下各 20°。在治疗时患者以 6 种体位站立在射线束前方。在每个治疗周期的第一天，进行正前野、右后斜野、左后斜野的治疗；第二天则进行正后野、右前斜野、左前斜野的治疗。每 2d 为一个周期，全部皮肤接受 1.5~2Gy 的照射。通常给予每周照射 4 次的方案，总剂量取决于治疗目的（根治性还是姑息性）。对于根治性放疗，总剂量给予 30~36Gy/8~10 周；对于姑息性放疗，总剂量给予 10~20Gy。在进行全身皮肤电子线照射时，应该常规使用内置或外置眼屏蔽来保护角膜和晶状体。由于治疗野在手指、脚趾及手脚的侧面相互重叠导致局部皮肤反应，因此有必要对这些部位进行屏蔽。电子线无法直接照射的区域（脚底、会阴、大腿上部内侧、耳后区域、乳房下方、头顶头皮、皮肤皱褶下的区域）可使用单独的电子线野治疗。对于有明显瘤块的区域可以使用高能电子线补量至 36~40Gy。

2. NK/T 淋巴瘤精确放疗

（1）模拟定位：患者体位固定一般选用热塑膜固定，患者自然平躺，双手置于身体两侧。CT 扫描范围上界至颅顶，下界至甲状软骨，扫描层厚、层距一般都为 3mm。放疗剂量为 50~54Gy。危及器官包括晶状体、眼球、视神经、脊髓、脑干、垂体等。

（2）NK/T 淋巴瘤三维适形计划设计：由于 NK/T 淋巴瘤特殊的解剖结构，靶区与危及器官的位置非常近，特别是晶状体，它的耐受剂量非常低，采用大的适形照射野很难避开，所以通常需要采用分野的照射技术。鼻腔部分的照射采用前野为主（L 形野或者凸形野），侧野为辅，如果靶区内剂量不均匀，可以适当添加小的子野来调整靶区的剂量分布，并且可以调整各照射野的权重，以达到比较理想的剂量分布。

（3）NK/T 淋巴瘤固定野调强计划设计：调强放疗计划一般采用 5~9 野布野方式，射野数量视靶区复杂程度而定。可以适当旋转准直器的角度，使得多叶光栅可以更好地遮挡危及器官，尤其是对于晶状体等剂量限制比较严格的器官，也可以使用非共面的照射方式，来降低晶状体的受照剂量。在优化中通常会使用剂量辅助结构，比如剂量限制环（PTV 外 3~5mm 处形成的 2cm 大小的环）来限制靶区外剂量过高的区域，使得剂量梯度下降更快。给予 PTV 和危及器官一定的优化条件，在 PTV 满足处方剂量的同时，尽可能地降低危及器官的受量，对于靶区外出现的高剂量区和靶区内的低剂量区，可以勾画出范围，并给予相应的优化条件再次进行优化。通过对优化条件的不断调整，达到较好的靶区适形度。

（4）NK/T 淋巴瘤容积调强计划设计：由于靶区位于前侧，靶区周围危及器官较多，且距离比较近，所以通常采用两个部分弧进行照射，弧角度一般选取 120°至 240°和 240°至 120°。为避免多叶准直器的漏射和透射集中于固定的层面，两个弧的准直器均需旋转一定角度。在优化过程中也需要勾画剂量限制环来限制靶区外剂量，这和调强放射治疗使用的方法一致。优化参数可根据实际情况在优化过程的每一个阶段进行调整，以达到较好的剂量分布。

三、练习题

（一）填空题

1. IFRT（involved field radiation therapy）的中文是_____。

2. ISRT（involved site radiation therapy）的中文是_____。

3. DLBCL（diffuse large B-cell lymphoma）的中文是_____。

4. MALT（mucosal-associated lymphoid tissue）的中文是_____。

5. 早期 HL 化疗后做受累野或受累淋巴结照射，照射剂量为_____ Gy，未达 CR 的病灶局部加量至 36~40Gy。预后好早期 HL2 周期 ABVD 化疗后，受累野或受累部位照射 DT _____ Gy。

6. 蕈样肉芽肿病（MF）是最常见的原发皮肤_____细胞淋巴瘤。_____是早期 MF 重要、有效的治疗方法。

7. DLBCL 对化疗和放疗均较敏感，治疗主要根据临床分期和国际预后指数，_____是主要的治疗手段，_____为辅助治疗。

（二）单项选择题

A1 型题

1. 恶性淋巴瘤主要分（　　）

A. 霍奇金淋巴瘤和恶性组织细胞增生性

B. 非霍奇金淋巴瘤和巨大淋巴结增生症

C. 霍奇金淋巴瘤和组织细胞肉瘤

D. 霍奇金淋巴瘤和非霍奇金淋巴瘤

E. 霍奇金淋巴瘤和巨大淋巴结增生症

2. 霍奇金淋巴瘤在进行三维适形计划设计时，在纵隔处采用前后野对穿照射，其目的是（　　）

A. 增加心脏的照射剂量　　　　　　　　　　B. 减少心脏的照射剂量

　　　C. 减少脊髓的照射剂量　　　　　　　　　　D. 较少肺的照射剂量

　　　E. 增加肺的照射剂量

3. 霍奇金淋巴瘤,若单纯根治性放疗,其根治剂量为(　　　)

　　　A. 36~40Gy　　　　　　　　　　B. 20~30Gy　　　　　　　　　　C. 45~50Gy

　　　D. 50~55Gy　　　　　　　　　　E. 55~60Gy

4. 霍奇金淋巴瘤的靶区比较大而且不规律,在进行调强计划设计时,既要保证靶区剂量,又要使危及器官符合临床要求,一般需要设计几个照射野(　　　)

　　　A. ≤2个　　　　　　　　　　　B. 2~3个　　　　　　　　　　　C. 3~4个

　　　D. 4~5个　　　　　　　　　　　E. ≥7个

5. 局限ⅠE期鼻腔NK/T细胞淋巴瘤,在进行三维适形放射治疗计划时,前野主要采用(　　　)

　　　A. 倒Y野　　　　　　　　　　　　　　　　B. 斗篷野

　　　C. L形野或者凸形野　　　　　　　　　　D. 面颈联合野

　　　E. 以上都不是

6. 病变广泛的蕈样肉芽肿病,放射治疗时应用(　　　)

　　　A. 全身X线照射　　　　　　　　B. 全身钴-60照射　　　　　　C. 多个病变野照射

　　　D. 半身照射　　　　　　　　　　E. 全身皮肤电子束照射

7. TSER指的是(　　　)

　　　A. 三维适形放射治疗　　　　　　B. 全身皮肤电子线照射　　　　C. 受累部位照射

　　　D. 调强放射治疗　　　　　　　　E. 容积调强

8. 在早期鼻腔NK/T淋巴瘤调强放射治疗计划设计时,下列危及器官**不需要**特别保护的是(　　　)

　　　A. 晶状体　　　　　　　　　　　B. 眼球　　　　　　　　　　　　C. 视神经

　　　D. 垂体　　　　　　　　　　　　E. 肺

9. 早期鼻腔NK/T淋巴瘤三维适形放疗计划设计时,侧野采用分野照射技术的主要目的是(　　　)

　　　A. 保护晶状体　　　　　　　　　B. 保护脑干　　　　　　　　　　C. 提高靶区适形度

　　　D. 保护腮腺　　　　　　　　　　E. 提高靶区剂量

10. 鼻腔NK/T淋巴瘤的根治照射剂量为(　　　)

　　　A. 25~30Gy　　　　　　　　　　B. 30~35Gy　　　　　　　　　　C. 35~40Gy

　　　D. 60~70Gy　　　　　　　　　　E. 50~55Gy

11. 关于HL(霍奇金淋巴瘤)说法**不正确**的是(　　　)

　　　A. 早期HL化疗后行受累野照射

　　　B. 早期HL化疗后行扩大野照射

　　　C. 早期HL化疗后照射剂量为20~30Gy

　　　D. 早期HL化疗后未达CR者,病灶局部可加量至36~40Gy

　　　E. HL一般采用化疗、放疗综合治疗模式

12. 下列说法**不正确**的是(　　　)

　　　A. NHL(非霍奇金淋巴瘤)治疗以全身化疗为主

　　　B. 弥漫大B淋巴瘤属于NHL

　　　C. 滤泡性淋巴瘤属于HL

　　　D. 蕈样肉芽肿病属于NHL

　　　E. 鼻腔NK/T细胞淋巴瘤属于NHL

13. 下列关于弥漫大B细胞淋巴瘤(DLBCL)说法**不正确**的是(　　　)

A. DLBCL 对化疗不敏感

B. 约占全部 NHL 患者的 30%~40%

C. DLBCL 总体预后较好

D. DLBCL 对放疗敏感

E. 放疗主要适用于大肿块、结外器官受侵和化疗后未完全缓解的患者

14. 关于结外黏膜相关淋巴组织(MALT)淋巴瘤说法**不正确**的是(　　)

A. 放射治疗是早期 MALT 淋巴瘤的根治性治疗手段

B. 早期胃 MALT 淋巴瘤可行抗 HP(幽门螺杆菌)治疗

C. 胃 MALT 淋巴瘤对放疗不敏感

D. 利妥昔单抗主要应用于晚期 MALT 淋巴瘤

E. 治疗原则与病理类型和临床分期有关

15. 关于蕈样肉芽肿病(MF)说法正确的是(　　)

A. 是最常见的原发皮肤 T 细胞淋巴瘤

B. 早期 MF 首选化疗

C. MF 对放疗不敏感

D. 病变局限于皮肤时可行全身电子线照射

E. 广泛期患者主要使用 X 线照射

16. 关于鼻腔 NK/T 细胞淋巴瘤说法正确的是(　　)

A. 鼻腔 NK/T 细胞淋巴瘤是最常见的 NHL

B. 鼻腔 NK/T 细胞淋巴瘤对放疗不敏感

C. 鼻腔 NK/T 细胞淋巴瘤对化疗敏感

D. 鼻腔 NK/T 细胞淋巴瘤预后较差

E. Ⅲ/Ⅳ期患者以放疗为主

A2 型题

17. 患者,女性,35 岁,确诊为弥漫大 B 细胞淋巴瘤Ⅲ期(非大肿块型),已行 CHOP 方案化疗 4 周期,疗效评价为 PR,下一步治疗应为(　　)

A. 观察　　　　　　　　　B. 继续化疗　　　　　　　　C. 同步放化疗

D. 靶向治疗　　　　　　　E. 放疗

18. 患者,男性,42 岁,确诊为鼻腔 NK/T 细胞淋巴瘤局限,ⅠE 期,无预后不良因素,首选的治疗方案为(　　)

A. 全身化疗　　　　　　　B. 化疗后再放疗　　　　　　C. 单纯放疗

D. 同步放化疗　　　　　　E. 先放疗后再化疗

(三)多项选择题

1. 下列放疗技术可以作为霍奇金淋巴瘤主要治疗方法的有(　　)

A. 3DCRT　　　　　　　　B. IMRT　　　　　　　　　　C. VMAT

D. MRI　　　　　　　　　E. TSER

2. 早期鼻腔 NK/T 淋巴瘤放疗时需重点保护的危及器官有(　　)

A. 膀胱　　　　　　　　　B. 晶状体　　　　　　　　　C. 心脏

D. 视神经　　　　　　　　E. 眼球

3. 下列关于早期鼻腔 NK/T 淋巴瘤放疗叙述正确的是(　　)

A. 调强放疗时一般采用 5~9 野　　B. 可以使用非共面照射　　C. 一般采用仰卧位

D. 根治剂量为 40Gy　　　　　　　E. 危及器官剂量越低越好

4. 早期鼻腔 NK/T 淋巴瘤放疗计划评估,关于 PTV 的常用的指标有(　　　)

A. 等剂量曲线　　　　　　　B. 30%体积受照剂量　　　　　C. 危及器官受量

D. 适形度指数　　　　　　　E. 均匀性指数

5. 淋巴瘤放射治疗计划设计的内容包括(　　　)

A. 体位选择　　　　　　　B. 等中心设置　　　　　　　C. 能量选择

D. 处方剂量　　　　　　　E. 射野角度

6. 下列属于 DLBCL 放疗适应证的是(　　　)

A. Ⅰ、Ⅱ期非巨块型(<10cm),且已接受 4 个周期的化疗后

B. Ⅰ、Ⅱ期巨块型(≥10cm)6 化疗后局部残留病灶

C. Ⅰ、Ⅱ期不能耐受化疗者

D. Ⅲ、Ⅳ期化疗后达部分缓解(PR)者

E. Ⅲ、Ⅳ期大肿块化疗后达 CR 者

(四)简答题

1. 简述非霍奇金淋巴瘤的常见病理类型。

2. 列举早期鼻腔 NK/T 淋巴瘤放射治疗时可能需要保护的危及器官。

3. 简述早期鼻腔 NK/T 淋巴瘤调强放疗的布野方案。

(五)问答题

1. 描述ⅠE 期鼻腔 NK/T 细胞淋巴瘤临床靶区包括的范围。

2. 阐述全身电子线照射方案。

(六)病例分析题

1. 某男性患者 47 岁,患霍奇金淋巴瘤,靶区如文末彩图 7-3 所示,请简述可以使用哪些放疗方案?

2. 某患者 48 岁,早期鼻腔 NK/T 淋巴瘤,其靶区如文末彩图 7-4 所示,欲实行三维适形放疗,请描述过程。

四、练习题参考答案

(一)填空题

1. 受累野照射

2. 受累部位照射

3. 弥漫大 B 细胞淋巴瘤

4. 结外黏膜相关淋巴组织

5. 20~30　20

6. T　放疗

7. 化疗　放疗

(二)单项选择题

1. D　　2. D　　3. A　　4. E　　5. C　　6. E　　7. B　　8. E　　9. A　　10. E

11. B　　12. C　　13. A　　14. C　　15. A　　16. D　　17. E　　18. C

(三)多项选择题

1. ABC　　2. BDE　　3. ABCE　　4. ADE　　5. BCDE　　6. ABCDE

（四）简答题

1. 答：弥漫大 B 细胞淋巴瘤、结外边缘带淋巴瘤即结外黏膜相关淋巴组织淋巴瘤、早期 1~2 级滤泡性淋巴瘤、早期蕈样肉芽肿病、鼻腔 NK/T 细胞淋巴瘤。

2. 答：眼球、晶状体、视神经、垂体、脑干、颞叶等。

3. 答：调强放疗计划一般采用 5~9 野布野方式，射野数量视靶区复杂程度而定。可以适当旋转准直器的角度，使得多叶光栅可以更好地遮挡危及器官，尤其是对于晶状体等剂量限制比较严格的器官。也可以使用非共面的照射方式，来降低晶状体的受照剂量。

（五）问答题

1. 答：CTV 包括双侧鼻腔、双侧前组筛窦、硬腭和同侧上颌窦，双鼻腔受侵则包括双侧上颌窦。如果前组筛窦受侵，应包括同侧后组筛窦。如果肿瘤邻近后鼻孔或侵犯鼻咽，CTV 应扩展至鼻咽。肿瘤超出鼻腔时（广泛 I 期），靶区应扩大至受累的邻近器官和结构。I 期不需要做颈淋巴结预防照射。

2. 答：TSER 的电子线能量一般采用 3~6MeV，少数情况下使用 9MeV；采用三前三后治疗野进行治疗；每个治疗野有上下两个方向的照射束，它们的角度是沿水平轴上下各 20°。在治疗时患者以 6 种体位站立在射线束前方。在每个治疗周期的第一天，进行正前野、右后斜野、左后斜野的治疗；第二天则进行正后野、右前斜野、左前斜野的治疗。每 2d 为一个周期，全部皮肤接受 1.5~2Gy 的照射。在进行全身皮肤电子线照射时，应该常规使用内置或外置眼屏蔽来保护角膜和晶状体。由于治疗野在手指，脚趾及手脚的侧面相互重叠导致局部皮肤反应，因此有必要对这些部位进行屏蔽。电子线无法直接照射的区域（脚底、会阴、大腿上部内侧、耳后区域、乳房下方、头顶头皮、皮肤皱褶下的区域）可使用单独的电子线野治疗。

（六）病例分析题

1. 三维适形计划一般情况下采用前后左右四个方向照射。适当调整二级准直器的角度使多叶光栅适形于靶区，纵隔采用前后野对穿照射以减少肺的受照体积和剂量，左右方向采用对穿照射。调节各射野的权重，达到较好的适形度。如果有必要可以适当添加小的子野或调整子野中多叶光栅位置。固定野调强计划：一般采用多野（至少 7 野或更多）布野方式。在不影响靶区剂量的情况下，在布野的过程中要根据靶区和正常组织的关系适当调整二级准直器的角度和照射面积范围，这样更能保护好正常组织。容积调强计划：一般采用三个弧，在布野和照射面积确定好后进行优化，在优化的过程中实时根据剂量线变化调整优化参数直至最后得到较好的临床剂量要求。以上三种方案都可以达到满意的结果，在计划设计过程中要注意保护肺、心脏等危及器官。

2. 患者体位固定一般选用热塑膜固定，患者自然平躺，双手置于身体两侧。CT 扫描范围上界至颅顶，下界至甲状软骨，扫描层厚、层距一般都为 3mm。CT 三维重建后，医生勾画靶区和危及器官。物理室根据肿瘤位置，确定等中心，并设置处方剂量。设计照射野，鼻腔部分的照射采用前野为主（L 形野或者凸形野），侧野为辅。如果靶区内剂量不均匀，可以适当添加小的子野来调整靶区的剂量分布，可以调整各照射野的权重，以达到比较理想的剂量分布。

（尹丽　王德军　牟忠德）

第八章　放疗计划设计新进展

一、学习目标

1. 掌握不同计划系统的自动计划模型原理。
2. 熟悉自动计划的设计及优化。
3. 了解自动计划模型的设计。

二、重点和难点内容

（一）基于自编语言的自动计划技术

重点和难点：脚本语言的掌握，计划系统的理解，合理的放疗计划的设计和要求。

1. 此类自动计划技术的核心思想是通过脚本语言来实现对放疗计划设计过程中的设计流程的模拟。Pinnacle 计划系统提供了脚本记录与回放功能，能够实现治疗计划设计过程中绝大部分序贯操作的自动回放功能，结合合适的调强优化参数，则往往能够一次或很少几次的调强参数的改动就能获得满意的治疗计划。

2. Pinnacle 脚本的主要特点有：实现对常用操作的自动化执行；可以通过结合外部代码实现更为复杂化的自动操作；将计划设计的规范、典型病例的参数程序化，从而自动应用到同类型的新病例；减少手工操作，避免人为错误，保证基本的工作质量，提高工作效率。

3. Eclipse 计划系统也提供了基于 C#的应用程序编程接口，允许软件开发者编写脚本访问 Eclipse 计划系统信息，并且脚本整合到了 Eclipse 用户界面，能独立运行。

（二）基于先验知识的自动计划

重点和难点：理解根据临床过往的图像数据和放疗计划数据来建立可靠的模型（基于先验知识的模型），了解 Varian 公司的自动计划模块 RapidPlan 的基本原理，学会利用大量既往已临床治疗的计划训练拟合预测模型。

1. 利用临床解剖结构的图像数据和放疗计划剂量数据，来建立一个解剖结构与受照剂量相关联的预测模型，例如 OVH 方法。这是一种常见的基于先验知识的自动计划技术，利用一元线性回归分析的方法，将计划靶区与危及器官的重叠体积直方图与 DVH 建立关联，通过解剖结构的几何相对位置关系与受照剂量之间的关联，来预测目标病例 DVH 中的剂量体积参数。

2. Eclipse 计划系统中提供了商业化的基于先验知识的自动计划模块 RapidPlan。利用大量既往已临床治疗的计划训练拟合预测模型，用于评估新患者解剖结构和处方剂量等信息，尤其是靶区和危及器官的距离及重合情况等，预测该病例可能达到的剂量体积直方图目标参数。同时，RapidPlan 模块还对预测的优化目标提供了多种类型的选择，如传统的剂量体积优化目标和生物优化目标等。模型的建立过程中,将放疗计划参数与影响数据构建了映射函数关系,基于此映射关系建立供机器学习的学习模型,通过海量有效的先验信息训练,验证此预测模型的精确度,即可得到一个可依赖的预测模型,为整体的 DVH 预测提供了有效的基础。运用的 GED 参数模型,不仅仅考虑了 OAR 与 PTV 的相对位置关系,射野布局和射野方向等因素,还将射野内通量变化因素也加入了模型建立中。在基于各类肿瘤影像数据上划分好的各部分子体积上,分别进行危及器官的 DVH 预测训练。

(三)Pinnacle 计划系统 AutoPlanning 模块

重点和难点:了解 Pinnacle 计划系统 AutoPlanning 模块,学习使用自动计划模块,与基于先验知识的自动计划技术的计划相互验证比较。

1. Pinnacle 计划系统中具备 AutoPlanning 自动优化技术,核心是模仿有经验的设计者完成计划优化过程。

2. AutoPlanning 模块提供了可供用户预设一系列计划参数优化模板,此优化模板除了可以进行等中心、射野数目角度等计划参数预设外,最主要的可以进行一系列优化参数预设。对于靶区,无须做任何处理,只需给予各个靶区相应处方剂量。此外,AutoPlanning 模块还对危及器官优化条件提供了 Compromise 选项,此选项针对危及器官与靶区重合部分。

3. 对比基于 OVH 预测模型设计的 IMRT 计划和 AutoPlanning 自动优化模块设计的 IMRT 计划,发现两者的计划质量基本接近,说明两种自动设计方式都能够提高计划质量一致性和设计效率。

(四)多目标优化自动计划

重点和难点:了解多目标优化自动计划思路与方法,比较各种自动计划方法的优缺点。

1. IMRT 计划优化过程本质是多目标优化,需要权衡满足靶区的高剂量覆盖与减小危及器官和正常组织器官的受照剂量之间的矛盾。近年来,依据模拟计划人员实际调整并权衡各个优化目标理念,提出了将临床选择量化为初始约束优先级列表,并不断自动调整的多目标优化方法。

2. 多目标优化法是指在优化过程中,选用的优化模型多基于器官惩罚的方法,通过搜索优化解空间 Pareto 平面的范围,以保证所得解为最优解。

3. 不同自动计划技术能够在不同程度上提升计划质量,或保证计划质量不劣于手工计划,提高计划的一致性和设计效率。但由于各自动计划技术的出发点不同,各自具有不同的技术优势和局限。合理地将这几种技术结合起来使用,及不断引入新的算法技术,能够为未来的 IMRT 计划设计提供准确的参考,也为提升计划设计的质量和效率作出贡献。

三、练习题

(一)名词解释

1. 自动计划技术
2. Pinnacle 的 AutoPlanning 模块
3. 多目标优化法

(二)填空题

1. 在 Pinnacle 计划系统中,利用_____功能,可实现 IMRT 计划设计的自动执行,并且在不明显改变计划质量的前提下,_____较人工计划大大缩短了时间。

2. 利用_____和放疗计划剂量数据,来建立一个_____相关联的预测模型,例如 OVH 方法。

3. Eclipse 计划系统中已提供了商业化的基于先验知识的自动计划模块_____。利用大量既往已临床治疗的计划训练拟合预测模型,用于评估新患者_____和_____等信息,尤其是靶区和危及器官的距离及重合情况等,预测该病例可能达到的_____目标参数。

4. GED 参数模型中,考虑的因素是_____,_____,_____和_____。

(三)单项选择题

1. 常规 IMRT 计划设计中,可能出现的问题**不包括**( )
   A. 需要反复试错调整,计划效率低
   B. 计划质量依赖于计划者经验
   C. 不同的放疗中心之间对计划质量评估标准不同
   D. 计划质量存在较大差异
   E. 显著降低危及器官受照剂量

2. 最常见的建立重叠体积直方图(OVH)和剂量体积直方图(DVH)之间关联的方法是( )
   A. 一元线性回归分析　　　　B. 线性差值法　　　　C. 主成分分析
   D. 逻辑回归　　　　　　　　E. 多元线性回归分析

3. RapidPlan 技术中,拥有最大的剂量可调制能力的危及器官部分是( )
   A. 野外部分　　　　　　　　B. 叶片漏射部分　　　　C. 中心部分
   D. 野内部分　　　　　　　　E. 与靶区重合部分

4. GED 参数模型中,**未考虑**的因素是( )
   A. OAR 与 PTV 的相对位置关系　　B. 肿瘤分期　　　　C. 射野布局
   D. 射野方向　　　　　　　　　　E. 射野内通量变化

5. AutoPlanning 模块优化模板中,可供用户预设的计划参数**不包括**( )
   A. 计划等中心　　　　　　　B. 优化参数　　　　　C. 定位方式
   D. 射野数目　　　　　　　　E. 射野角度

(四)多项选择题

1. 广义的自动计划包括( )
   A. 自动图像获取　　　　　　B. 自动结构勾画　　　　C. 自动计划设计
   D. 自动计划评估　　　　　　E. 自动计划执行

2. RapidPlan 技术中,依据危及器官与靶区及照射野的几何位置关系,可以将其分为( )
   A. 野外部分　　　　　　　　B. 叶片漏射部分　　　　C. 中心部分
   D. 野内部分　　　　　　　　E. 与靶区重合部分

3. RapidPlan 模型建立后,需要检查参数包括( )
   A. 残差散点图　　　　　　　　　　　B. 回归曲线
   C. 危及器官几何分布箱图　　　　　　D. 野内区 DVH 分布图
   E. 训练日志文件

4. AutoPlanning 模块对危及器官提供的优化目标类型包括( )
   A. 最大剂量点(Max Dose)　　　　　B. 最小剂量点(Min Dose)
   C. 最大剂量体积点(Max DVH)　　　　D. 最小剂量体积点(Min DVH)
   E. 平均剂量值(Mean Dose)

5. AutoPlanning 模块对危及器官的优化目标提供的权重选项包括( )
   A. 高(high)　　　　　　　　B. 中(medium)　　　　C. 低(low)
   D. 妥协(compromise)　　　　E. 重叠(overlap)

（五）简答题

1. 当前常见的自动计划技术主要有哪些?

2. Pinnacle 计划系统的脚本主要特点有哪些?

（六）问答题

叙述各种自动计划技术的优缺点。

四、练习题参考答案

（一）名词解释

1. 自动计划技术:有广义和狭义之分。广义自动计划包括了自动结构勾画,自动计划设计和自动计划评估等。而狭义的自动计划则专指自动计划设计,特别是其中的自动优化部分。

2. Pinnacle 的 AutoPlanning 模块:AutoPlanning 自动优化技术,核心是模仿有经验的设计者完成计划优化过程,比如作出剂量成形结构来使得剂量成型、勾画出冷点和热点来自动优化目标函数使得剂量均匀等。提供了可供用户预设一系列计划参数优化模板,此优化模板除了可以进行等中心、射野数目角度等计划参数预设外,最主要的可以进行一系列优化参数预设。

3. 多目标优化法:是指在优化过程中,选用的优化模型多基于器官惩罚的方法,通过搜索优化解空间 Pareto 平面的范围,以保证所得解为最优解。例如 MCO 方法能够使计划设计经验不足的计划者设计高质量的计划;并能显著地降低计划时间,且仅需较少的训练资源和较短的学习曲线。

（二）填空题

1. 脚本的记录与回放　脚本计划

2. 临床解剖结构的图像数据　解剖结构与受照剂量

3. RapidPlan　解剖结构　处方剂量　剂量体积直方图(DVH)

4. OAR 与 PTV 的相对位置关系　射野布局　射野方向　射野内通量变化

（三）单项选择题

1. E　　2. A　　3. D　　4. B　　5. C

（四）多项选择题

1. BCD　　2. ABDE　　3. ABCDE　　4. ACE　　5. ABC

（五）简答题

1. 答:①使用脚本语言或者其他程序语言来模拟实现放疗计划设计流程的自动计划技术。②基于先验知识的自动计划技术,如 OVH、RapidPlan 等。③针对优化过程中优化目标自动调整和辅助器官自动生成的自动计划技术,如 Pinnacle 计划系统的 AutoPlanning 模块。④多目标自动计划 MCO 技术等。

2. 答:①实现对常用操作的自动化执行。②可以通过结合外部代码实现更为复杂化的自动操作。③将计划设计的规范、典型病例的参数程序化,从而自动应用到同类型的新病例。④减少手工操作,避免人为错误,保证基本的工作质量,提高工作效率。

（六）问答题

答:由于各种不同的自动计划技术解决当前 IMRT 计划设计局限性的出发点不同,因而它们具有不同的技术优势和局限。基于自编语言的自动计划技术能够提高计划效率,完全适应本单位实际计划流程,但脚本编写复杂,需要对脚本熟练应用;基于先验知识的自动计划技术能够提高计划质量一致性和计划设计效率,但无法在优化过程中自动进行优化目标的调整,而且其仅限于自动优化部分,不包含辅助器官和射野等参数的设置;Pinnacle 计划的 AutoPlanning 模块能够自动生成剂量成型轮廓,自动目标函数调整,能够提高计划设计效率,但对模板中初始参数的设置还是依赖于计划者的经验;而多目标优化方法能够生成可供选择的多个计划,但其所需的计划时间往往过长。

(何侠 叶峰)

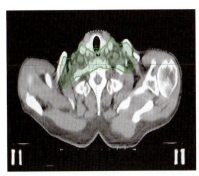
a：横断面

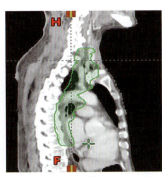
b：矢状面

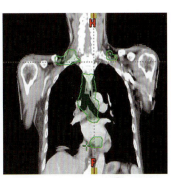
c：冠状面

图 7-1　一例食管癌患者靶区分布图

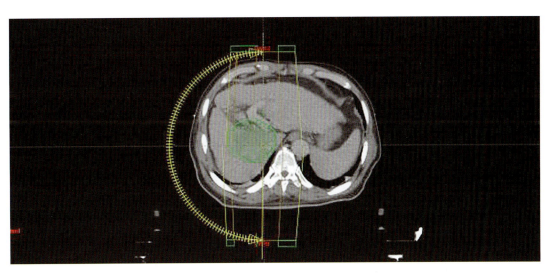

图 7-2　一例肝癌患者靶区示意图

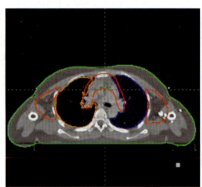
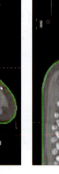
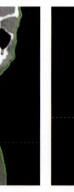
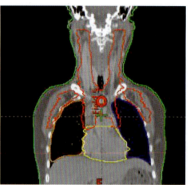

a：横断面　　　　　　　　　　b：矢状面　　　　　　　　　　c：冠状面

图 7-3　一例霍奇金淋巴瘤患者靶区示意图

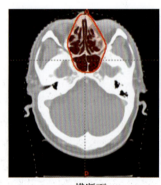
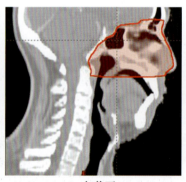
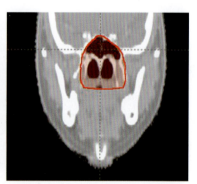

a：横断面　　　　　　　　　　b：矢状面　　　　　　　　　　c：冠状面

图 7-4　一例鼻腔 NK/T 淋巴瘤患者靶区示意图